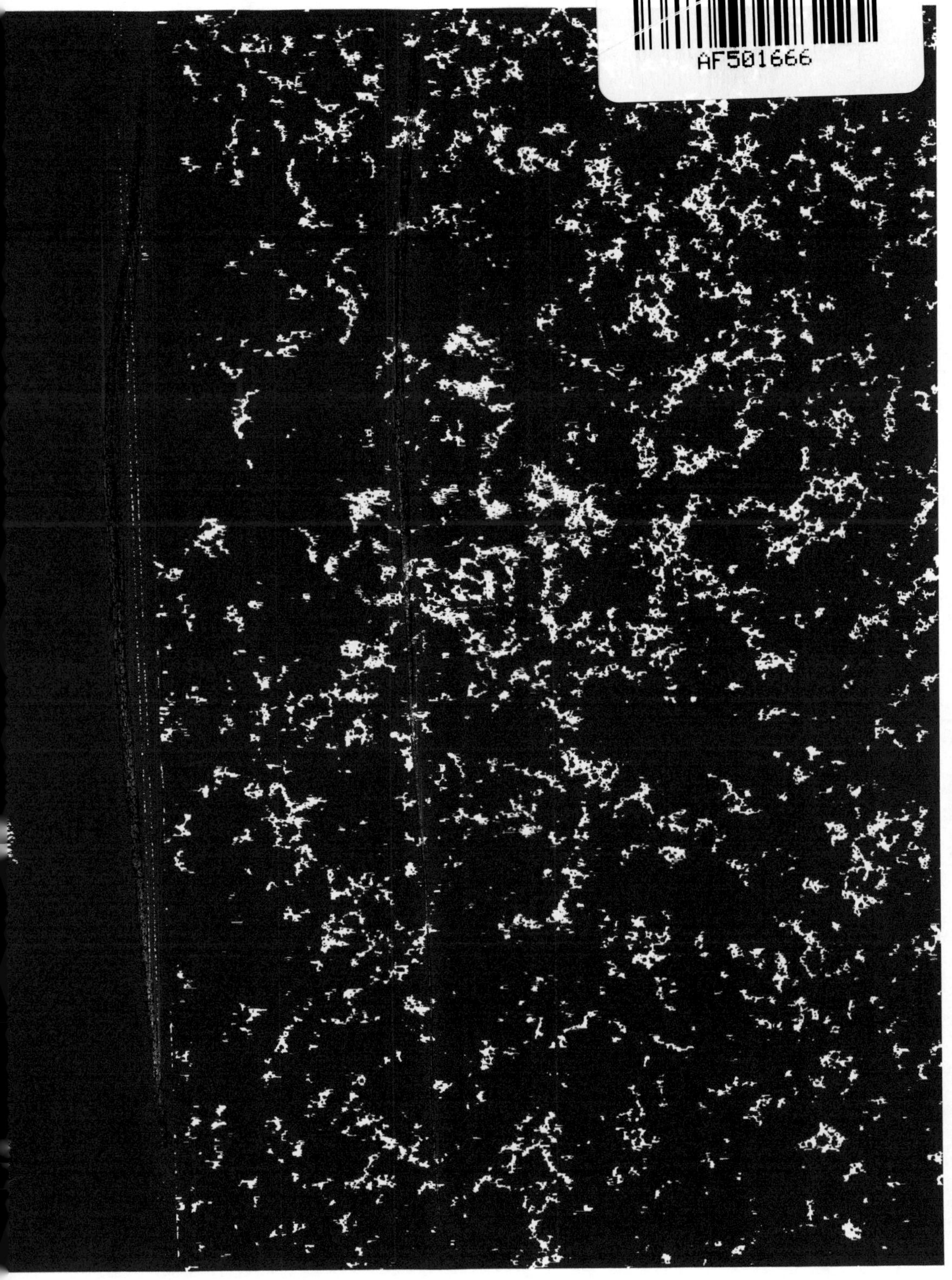
AF501666

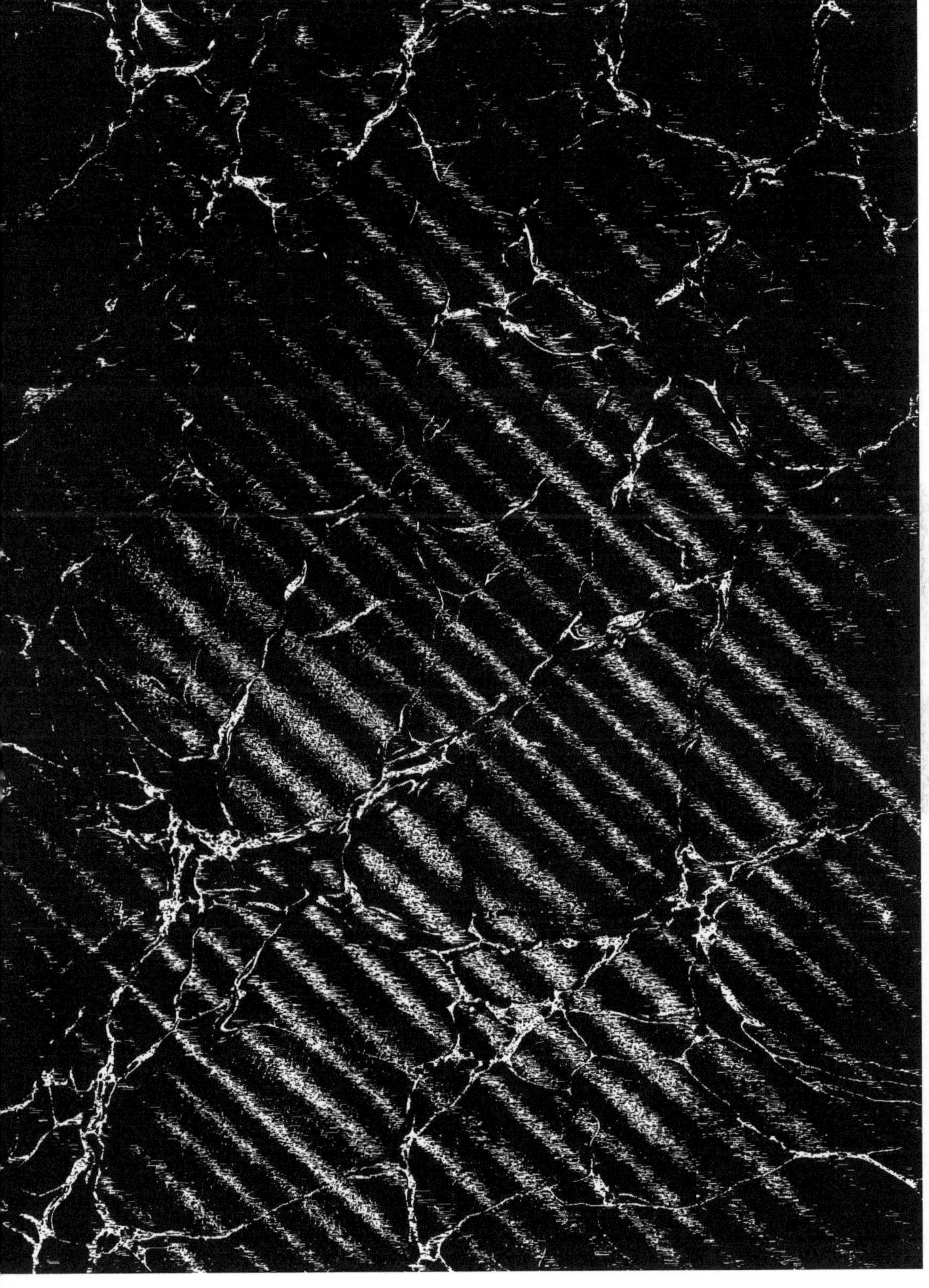

ATLAS

D'ANATOMIE TOPOGRAPHIQUE

DU CERVEAU

ET DES

LOCALISATIONS CÉRÉBRALES

PAR

E. GAVOY

MÉDECIN MAJOR DE 1re CLASSE DES HOPITAUX MILITAIRES

CONTENANT 18 PLANCHES DE GRANDEUR NATURELLE

Dessinées d'après nature par l'auteur

ET CHROMOLITHOGRAPHIÉES PAR A. LEFÈVRE

PARIS

OCTAVE DOIN, ÉDITEUR

8, PLACE DE L'ODÉON, 8

1882

ATLAS

D'ANATOMIE TOPOGRAPHIQUE

DU CERVEAU

ET DES

LOCALISATIONS CÉRÉBRALES

PARIS. — IMPRIMERIE ÉMILE MARTINET, RUE MIGNON, 2.

ATLAS

D'ANATOMIE TOPOGRAPHIQUE

DU CERVEAU

ET DES

LOCALISATIONS CÉRÉBRALES

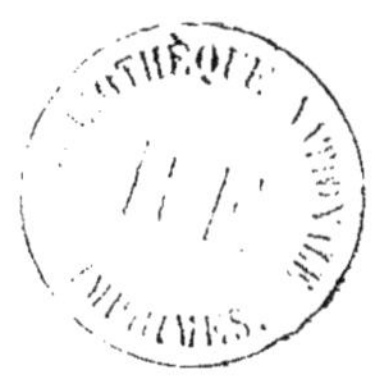

PAR

E. GAVOY

MÉDECIN MAJOR DE 1re CLASSE DES HOPITAUX MILITAIRES

CONTENANT 18 PLANCHES DE GRANDEUR NATURELLE

Dessinées d'après nature par l'auteur

ET CHROMOLITHOGRAPHIÉES PAR A. LEFÈVRE

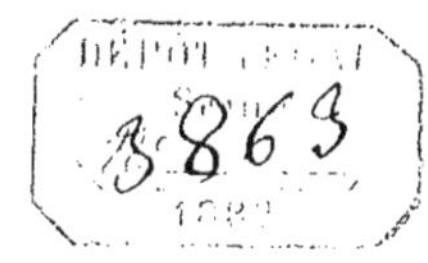

PARIS

OCTAVE DOIN, ÉDITEUR

8, PLACE DE L'ODÉON, 8

1882

PRÉFACE

....Artem experientia fecit.
Exemplo monstrante viam.
(Marcus Manilius, *Astronomicon*, lib. I, vers 59-60.)

La structure et les fonctions du cerveau ont de tout temps sollicité les travaux des philosophes, des physiologistes, des anatomistes et des anatomo-pathologistes. Les détails organographiques et les conceptions physiologiques qui nous sont parvenus à travers les siècles, sont en rapport avec les époques que ces écrivains ont successivement représentées et les moyens d'investigation dont ils pouvaient disposer.

Jusqu'à ces dernières années, un désaccord profond existait entre la physiologie expérimentale et l'observation clinique. La physiologie proclamait hautement l'inexcitabilité de la substance grise du cerveau et l'homogénéité fonctionnelle des hémisphères [1], la clinique de son côté opposait des observations bien précises de lésions limitées de l'écorce cérébrale, qui avaient provoqué des troubles de la motilité ou des convulsions, et affirmait la diversité des fonctions des différentes parties des hémisphères.

La question en était là, lorsque parut le travail du docteur Hughlings Jackson sur la pathogénie de l'épilepsie, de la chorée et de l'hémiplégie [2]. Fritsch et Hitzig en vérifiant ces théories remarquèrent qu'un courant électrique, traversant la tête d'une apophyse mastoïde à l'autre, avait provoqué chez un homme des mouvements des yeux. Ils résolurent de

1. Flourens, *Recherches expérimentales sur les propriétés et les fonctions du système nerveux dans les animaux vertébrés*. Paris, 1842.
2. *Observations on the physiology and pathology of Hemi-chorea* (*Edim. med. journ.*, 1868. — *A study of convulsions Reprint from the trans. of the saint And. Med. Grat. Assoc.*, 180).

mettre à l'épreuve l'exactitude de la théorie classique de l'inexcitabilité du cerveau; des expériences furent faites sur des chiens, en 1870, et démontrèrent que certaines zones de l'écorce grise sont excitables. Hitzig continua ses expériences sur le chien et le singe, en recherchant les centres des mouvements volontaires, et publia son mémoire en 1873.

La même année, Ferrier poursuit ces recherches sur le singe, en se servant, pour exciter les hémisphères, d'une pile de Stohrer (éléments zinc et charbon), et du courant induit de la seconde bobine de l'appareil magnéto-électrique de Du Bois-Reymond. Le singe fut porté devant les membres du Collège royal de Londres, qui furent émerveillés de la justesse avec laquelle tel mouvement annoncé d'avance de la tête, des yeux ou des membres, était exécuté lorsqu'on touchait avec l'électrode, telle ou telle partie de la substance corticale. Ces expériences furent bientôt suivies des recherches de Nothnagel, Schiff, Braun, Eckhard, Carville et Duret.

Tous ces expérimentateurs ont démontré : l'excitabilité de certaines parties de l'écorce cérébrale à l'*exclusion des autres ;* l'existence d'une zone dont l'excitation provoque des mouvements localisés dans le côté opposé du corps, et dont la destruction amène une paralysie plus ou moins persistante.

La détermination du siège de ces centres moteurs a occasionné cependant quelques dissentiments. Hitzig les restreint; Ferrier les étend; Charcot, Carville et Duret leur assignent une situation intermédiaire.

Ces expériences physiologiques n'auraient pas entraîné les convictions, si elles n'avaient pas été en concordance avec l'observation clinique. La physiologie expérimentale laissait des doutes, la clinique avec autopsie devait les dissiper. Les observations multiples publiées par le professeur Charcot ont apporté des documents irrécusables, qui sanctionnent le principe des localisations cérébrales motrices.

L'importance pratique de ces déductions ne saurait échapper à personne. C'est un immense progrès accompli dans le domaine des maladies cérébrales : le diagnostic de ces affections, souvent si obscur, sera plus facile à poser; le chirurgien surtout y trouvera des ressources nouvelles pour le traitement des accidents qui peuvent survenir à la suite des traumatismes de la tête, et pour l'application de certains moyens thérapeutiques, tels que le trépan.

En publiant ce travail je n'ai pas eu l'intention de présenter une œuvre scientifique complète au point de vue anatomique et physiologique. Sachant par expérience combien l'étude des localisations est aride et difficile au début, je me suis proposé de vulgariser, à l'aide de planches coloriées, grandeur naturelle, faites d'après nature, et dans une esquisse synthétique, les travaux qui ont paru sur ce sujet dans divers Bulletins des sociétés savantes de France et de l'étranger, ou dans des monographies, et dont j'ai constaté l'exactitude et la valeur par mes études anatomiques, cliniques, et mes expériences physiologiques sur des chiens [1].

Ce travail est divisé en deux parties; la première comprend : 1° La morphologie du cerveau; 2° les recherches de la physiologie expérimentale pour la détermination du siège des centres moteurs; 3° la vérification de ces résultats par l'anatomie pathologique, appuyée sur des observations cliniques empruntées à divers auteurs; 4° la relation qui existe entre les phénomènes physiologiques, les observations cliniques et les éléments morphologiques révélés par l'étude histologique de la substance cérébrale.

La deuxième partie est consacrée à la topographie crânio-cérébrale et à l'application de l'étude des localisations à la pathologie.

1. Morphologie du cerveau pour l'étude des localisations cérébrales, Gavoy.

INDEX BIBLIOGRAPHIQUE

BURDACH. Vom Baue und Leben des Gehirns. Leipzig, 1819-1826. — GRATIOLET. Mémoire sur les plis cérébraux de l'homme et des primates, 154. — LEURET ET GRATIOLET. Anatomie comparée du cerveau. — LUYS. Recherches sur le système nerveux cérébro-spinal, sa structure, ses fonctions, ses maladies, 1865. — *Iconographie photographique des centres nerveux*. Paris, 1873. — Des actions réflexes du cerveau. Le cerveau et ses fonctions. Paris. 1876. — VULPIAN (A.). Leçons sur la physiologie générale et comparée du système nerveux. Paris, 1866. — Leçons sur l'excitabilité du cerveau, 26 juin 1876. — *Maladies du système nerveux*, 1879. — TURNER. The circonvolutions of the Human Brain topographically considered. Édimbourg, 1866. — The circonvolutions of the Human Brain considered in relation to the intelligence (*West Riding Asyl. med. Reports*, 1873). — BISCHOFF. Die Grosshirnwindungen des Menschen mit Berücksichtigung ihrer Entwicklung bei dem Fœtus, und ihrer Anordnung bei den Affen. Abhand, der Kais. Akad. der Wissensch. cl. II. Bd. X. Abth II, mit 7 Tafeln. München, 1868. — ECKER. Die Hirnwindungen des Menschen nach eigenen Untersuchungen insbesondere über die Beentwicklung derselben beim Fœtus und mit Rüchsicht auf dei Bedürfniss der Aerzte. Brunswick, 1869. — G. FRITSCH UND ED. HITZIG. Ueber die elektrische Erregbarkeit des Grosshirns. (*Reichert und du Bois-Reymond's Archiv.*, 1870). — HENLE. Handbuch der Nervenlehre. Braunschweig, 1871. — DURET. Recherches anatomiques sur la circulation de l'encéphale (*Soc. biol.*, séance 7 décembre 1872, 18 et 25 janvier, 1er février, 8 et 15 décembre 1873. — *Arch. de physiol. norm. et path.*, 1874). — HEUBNER. Centralblatt. 7 décembre 1872. — HUGUENIN. Allgemeine Pathologie der Krankheiten des Nervensystems. Zurich, 1873. — Anatomie des centres nerveux (*trad. par le docteur Keller et annoté par le docteur M. Duval*, 1879). — NOTHNAGEL. Experimentelle Untersuchungen über die Functionen des Gehirns. *Virchow's Arch.*, 1873. — FERRIER. Experimental researches in cerebral physiology and pathology. Recherches expérimentales sur la physiologie et la pathologie cérébrales (*Trad. de H. Duret, Progrès médical*, n° 28, 1873; n° 1, 1874). — GROMIER. Études sur les circonvolutions cérébrales chez l'homme et chez le singe. Th. Paris, 1874. — VEYSSIÈRE. Recherches cliniques et expérimentales sur l'hémianesthésie de cause cérébrale. Th. Paris, 1874. — PUTNAM. Contribution to the physiology of the cortex cerebri (*the Boston med. and surg. Journ.*, juillet 1874). — ROBERT-BATHOLOW (prof. au collège d'Ohio). Recherches expérimentales sur le cerveau humain (*Mouvement méd.*, 1874, n° 33). — POZZI (Samuel). Art. Circonvolutions cérébrales du *Dictionnaire encycl. des sciences médicales*, t. XVII. — BETZ IN KIEW. Anatomischer Nachweis Zweier Gehirncentra (*Centralblatt*, 1874). — MEYNERT. Dans Huguenin et Stricker's Handb. (*Centralblatt*, 1874). — SAMT. Zur Pathologie der Rinder (*Archiv für Psych. und Nervenkrank.* Berlin, 1874). — HUXLEY. Note on the ressemblances and differences in the structure and the development of the Brain in Man and Apes in « *the Descent of man* » par Darwin. London, 1874. — LÉPINE (R.). De la localisation dans les maladies cérébrales (Th. d'agrég.). Paris, 1875. — CARVILLE ET DURET. Sur les fonctions des hémisphères cérébraux (*Arch. de phys. norm. et path.*, 1875. — PROUST ET TERRILLON. Contribution à l'étude des localisations cérébrales (*Bull.*

Acad. de méd., 28 novembre 1876). — FLECHSIG. Die Leitungsbahnen im Gehirn und Rücken mark des Menschen. Leipzig, 1876. — J. M. CHARCOT. Leçons sur les localisations cérébrales dans les maladies du cerveau, 1875, *recueillies par M. Bourneville*, 1876. — MIERZEJEWSKI. *Arch. de phys.*, 1875. — Étude sur les lésions cérébrales dans la paralysie générale (*Arch. de phys.*, 1876). — FOURNIÉ (Ed.). Faculté du langage et sur la pensée (*Bull. Acad. de méd.*, 24 juillet et 10 août 1877). — PITRES (A.). Recherches sur les lésions du centre ovale des hémisphères cérébraux étudiées au point de vue des localisations cérébrales. Paris, 1877. — BROADBENT. Sur les localisations cérébrales (*Congrès périodique international des sciences médicales* tenu à Genève, septembre 1877). — CHARCOT ET PITRES. Contribution à l'étude des localisations dans l'écorce des hémisphères du cerveau (*Rev. mens. de méd. et de chir.*, 1877-1879). — J. A. FORT. Régions motrices des circonvolutions cérébrales (*Paris médical*, 1877, nos 9, 10, 11, 12). — BOURDON. Localisations cérébrales (*Bull. Acad. de méd.*, 23 octobre 1877). — DE BOYER (H. Cl.). — Études cliniques sur les lésions corticales des hémisphères cérébraux. Th. Paris, 1879.

DESCRIPTION DE LA FACE EXTERNE DU CERVEAU

DISPOSITION GÉNÉRALE

Une section verticale et antéro-postérieure des enveloppes et des parois osseuses de la tête, faite près du plan médian, depuis la bosse frontale moyenne jusqu'au trou occipital, recevant à ses extrémités une coupe horizontale des téguments de la face et des os, met à découvert les enveloppes rachidiennes. Celles-ci incisées au contour, la face externe du cerveau apparaît sous l'aspect d'un grand nombre de plis sinueux, juxtaposés les uns aux autres, diversement contournés, paraissant disposés au hasard, ainsi qu'on l'a cru pendant bien des siècles, et ne pouvant recevoir par conséquent aucune description; il n'en est pas ainsi. Ces plis nombreux, qui couvrent la surface du cerveau et qu'on nomme *circonvolutions*, ont rarement, il est vrai, une disposition identique, uniforme; parfois même, la divergence des méandres qu'ils dessinent est très considérable, mais une étude méthodique démontre qu'ils sont toujours rangés d'après un type défini, un plan général toujours le même, un schéma, en quelque sorte, découvert par Pierre Gratiolet, en comparant entre eux les cerveaux des singes de la famille des Primates avec le cerveau de l'homme. — Le cerveau du singe et celui de l'homme ont une ressemblance si évidente, en ce qui concerne les sillons et les plis fondamentaux, qu'elle est frappante au premier abord (Darwin). Ce plan général, ces mêmes parties essentielles, peuvent être suivis depuis l'homme, en passant par les singes, jusqu'aux mammifères inférieurs, qui ont un cerveau réduit à une extrême simplicité, tandis que celui de l'homme offre des détails nombreux, beaucoup de complications, le thème restant toujours le même.

Les deux hémisphères du cerveau de l'homme sont parfaitement symétriques. Les détails de configuration, d'agencement et de disposition des divers plis diffèrent non seulement d'un individu à un autre, mais encore d'un lobe à l'autre dans un même cerveau. Il est très rare, peut-être impossible, de trouver deux hémisphères d'un même cerveau ayant des circonvolutions homologues exactement configurées. Malgré cette grande variété individuelle, ces détails si nombreux, il est cependant facile, plus qu'on est porté à le supposer tout d'abord, de déterminer dans ce méandre, si compliqué en apparence, des sillons profonds, constants; des plis, dont le caractère est invariable, admettant la même description pour l'un et l'autre hémisphère. Ces caractères bien tranchés n'ont pas échappé aux premiers observateurs, tels que Vicq d'Azyr, Sœmmering, Rolando, qui ont laissé une description très exacte de certaines régions; mais, à part ces quelques particularités isolées, la *topographie cérébrale* est demeurée à peu près inconnue jusqu'aux travaux de Gratiolet, Leuret, Foville, Arnold, Bischoff, Turner, etc.

Dès qu'on a incisé les méninges au contour de la coupe, le cerveau apparaît sous la forme d'une surface convexe, plus volumineuse en avant qu'en arrière, terminée par un bord supérieur en rapport avec la courbe de la paroi crânienne. Cette surface convexe offre des plis et des sillons, qui frappent plus particulièrement le regard, ce sont les *plis fondamentaux*, ainsi appelés parce que leurs dispositions et leurs rapports sont absolument *fixes*, et les *scissures principales* dont les caractères sont constants. A côté de ces plis fondamentaux, on voit des plis secondaires ou accessoires, séparés par des scissures moins profondes, moins étendues que les scissures principales, nommés *sillons*. Quatre régions, limitées par des scissures constantes, se partagent la surface externe de l'hémisphère. Ce sont : en avant le lobe frontal, en arrière le lobe occipital; entre ces deux régions est situé le lobe pariétal et, au-dessous de lui, le lobe temporal. Chacun de ces lobes est subdivisé par des scissures ou des sillons, en lobules et en plis fondamentaux ou accessoires.

SCISSURES PRINCIPALES

Les scissures les plus apparentes, décrites par tous les auteurs, sont la scissure de Sylvius et la scissure de Rolando. Il en existe quelques autres, aussi constantes et d'une importance non moins grande, qui méritent une description particulière.

Scissure de Sylvius. — Synonymie : *Fissura sive fossa Sylvii;* grande scissure interlobulaire [1].

Elle prend son origine à la région décrite par Vicq d'Azyr sous le nom de substance perforée antérieure, en dehors du chiasma des nerfs optiques, et se dirige, en décrivant une courbe, vers la convexité de l'hémisphère, où elle se divise en deux branches : la première, plus petite, monte verticalement vers le lobe frontal; la seconde, plus longue et presque horizontale, se rend à la partie moyenne du lobe pariétal.

Variétés. — Persistance de l'état fœtal, caractérisé par l'écartement de ses bords, particulièrement observé chez les idiots et les microcéphales. — Division de la branche verticale en deux rameaux.

Scissure de Rolando (Leuret). — Synonymie : *Sulcus centralis* [2]; *fissura transversa anterior* [3]; postéro-pariétal sulcus [4].

Elle naît sur le bord de la grande scissure de Sylvius, en arrière du rameau antérieur, se porte obliquement en haut et en arrière, contourne le bord supérieur de l'hémisphère et se termine sur la face interne de l'hémisphère.

Variétés. — Turner dit l'avoir vue commencer à la scissure de Sylvius. Parfois elle est interrompue par un pli accessoire qui vient du lobe frontal.

Scissure interpariétale (Ecker). — Synonymie *Sulcus parietalis* [5]; fissure interpariétale [6].

Elle commence à 3 centimètres en arrière de l'origine de la scissure de Rolando; se dirige en avant, puis en arrière, traverse la région pariétale, et se termine, à la région occipitale, dans la scissure occipitale transverse, en avant de la scissure perpendiculaire externe.

Scissure perpendiculaire externe (Gratiolet). — Synonymie : *Pars superior sive lateralis fissuræ parieto-occipitalis* [7]; *fissure occipito-pariétale* [8]; *fissure pariéto-occipitale* [9]; *sillon occipital transverse* [10].

Elle apparaît comme une simple encoche sur le bord supérieur de l'hémisphère, à l'union du tiers postérieur avec les deux tiers antérieurs. C'est le prolongement, sur la face convexe, d'une scissure profonde de la zone interne. Broca la considère comme le point correspondant à la suture lambdoïde.

Variétés. — Elle descend parfois très bas sur la face convexe.

1. Chaussier. — 2. Ecker. — 3. Pansch. — 4. Huxley. — 5. Pansch. — 6. Turner. — 7. Ecker. — 8. Huxley. — 9. Turner. — 10. Broca.

LOBE FRONTAL

Cette région comprend, pour la majorité des anatomistes, toute la portion antérieure de l'hémisphère, qui s'étend jusqu'à la scissure de Rolando et la fente sylvienne. Gratiolet en fixe la limite en avant de la circonvolution frontale ascendante.

Cette région est subdivisée en deux parties : une inférieure, concave, le *lobule orbitaire*, reposant sur les voûtes orbitaires ;

L'autre, supérieure, convexe, en rapport avec l'os frontal : c'est le lobe frontal proprement dit.

Scissure parallèle frontale (Pozzi). — Synonymie : Sillon antéro-pariétal [1] ; rameau descendant du sillon frontal moyen [2] ; *Sulcus præcentralis* [3].

Elle naît près du coude de la scissure de Sylvius, s'élève verticalement jusqu'à une petite distance de la fente interhémisphérique. Elle est séparée de la scissure de Sylvius par un petit pli anastomotique, allant de la troisième à la quatrième circonvolution frontale.

Variétés. — Son extrémité se replie quelquefois supérieurement en avant. Elle est souvent divisée en deux branches, par un pli commissural, allant de la seconde à la quatrième circonvolution frontale.

Scissure frontale supérieure. — Synonymie : Sillon supéro-frontal [4]. Située près du bord interhémisphérique, elle s'étend du pli anastomotique de la première avec la seconde circonvolution frontale, jusqu'à l'extrémité supérieure de la scissure parallèle frontale, dans laquelle elle se jette perpendiculairement.

Variétés. — Souvent interrompue par des plis anastomotiques.

Scissure frontale inférieure ou sourcilière (Pozzi). — Synonymie : Sillon inféro-frontal [5] ; *sulcus frontalis medius* [6].

Elle prend naissance, par un crochet, en avant du coude de la scissure de Sylvius, et se jette à angle droit au tiers inférieur de la scissure parallèle frontale.

Variétés. — Quelquefois interrompue par un ou deux plis anastomotiques

1. Huxley. — 2. Pansch. — 3. Ecker. — 4. Huxley. — 5. Huxley. — 6. Pansch.

CIRCONVOLUTIONS

Première circonvolution frontale. — Synonymie : Étage frontal supérieur ou troisième [1] ; *gyrus supero-frontal* [2].

Composée de deux plis parallèles, unis par plusieurs anastomoses, cette circonvolution naît, par une racine bifide, du lobule orbitaire et se porte directement, en formant le bord antéro-postérieur interhémisphérique, jusqu'à la quatrième circonvolution frontale, après la réunion de ses deux plis en un seul.

Variétés. — La partie antérieure présente quelquefois une seule racine, tandis que la partie qui la termine est bifide.

Seconde circonvolution frontale. — Synonymie : Étage frontal moyen ; *gyrus medio-frontal* [3].

Elle prend son origine dans l'enroulement des plis qui constituent la scissure orbitaire ; elle se dirige d'avant en arrière jusqu'à la scissure parallèle frontale, en formant un grand nombre de sillons accessoires. Un pli anastomotique la relie à la quatrième circonvolution frontale, en coupant la scissure parallèle frontale en deux tronçons ; un pli accessoire l'unit à la première circonvolution frontale; un second, issu des circonvolutions sourcilières, forme sa racine externe.

Variétés. — Cette circonvolution peut être formée par un seul pli.

Troisième circonvolution frontale. — Synonymie : Étage frontal inférieur ou premier pli sourcilier [4] ; *gyrus infero-frontal* [5] ; *Broca's circonvolution* (auteurs anglais) « circonvolution de Broca ».

Située en avant et au-dessus de l'angle de courbure de la scissure de Sylvius, elle est constituée par un pli contourné, ordinairement en fer à cheval, embrassant la branche verticale s'' de la scissure de Sylvius. Un petit pli anastomotique, situé entre le tronçon inférieur de la scissure parallèle frontale et la branche horizontale de la scissure de Sylvius, unit cette circonvolution à la quatrième circonvolution frontale. La scissure frontale inférieure la sépare de la seconde circonvolution frontale.

Variétés. — Elle présente quelquefois deux plis juxtaposés, affectant la même configuration. — Suivant les individus, le pli unique qui la compose est plus ou moins contourné.

1. Gratiolet. — 2. Huxley. — 3. Huxley. — 4. Gratiolet. — 5. Huxley.

Quatrième circonvolution frontale. — Synonymie : *Processi anteroïdei verticali di mezzo* (partie antérieure)[1] ; premier pli pariétal ascendant[2] ; gyrus antero-pariétal[3] ; gyrus frontal ascendant[4] ; *gyrus centralis anterior*[5].

Elle commence à la partie antérieure de la branche horizontale de la scissure de Sylvius, se dirige verticalement d'avant en arrière jusqu'au bord supérieur de l'hémisphère, s'infléchit vers la face interne, se replie en crochet, pour s'unir à la circonvolution pariétale ascendante, en embrassant l'extrémité terminale de la scissure de Rolando.

Variétés. — Plus ou moins développée suivant les individus.

LOBE PARIÉTAL

Cette région est limitée : en avant, par la scissure de Rolando ; en arrière, par la scissure perpendiculaire externe ; en bas, par la scissure de Sylvius ; en haut, par le bord supérieur de l'hémisphère.

SCISSURES

Les scissures ont été décrites plus haut.

CIRCONVOLUTIONS

Circonvolution pariétale ascendante. — Synonymie : Partie postérieure des *processi anteroïdei verticali di mezzo*[6] ; circonvolution transverse médio-pariétale[7] ; second pli pariétal ascendant[8] ; gyrus postéro-pariétal[9].

Elle s'étend verticalement d'avant en arrière, de la branche horizontale de la scissure de Sylvius au bord supérieur de l'hémisphère, où elle s'infléchit vers la face interne pour s'unir à la branche que lui envoie la frontale ascendante.

1. Rolando. 2. Gratiolet. — 3. Huxley. — 4. Turner. — 5. Ecker. — 6. Rolando. — 7. Foville. — 8. Gratiolet. — 9. Huxley.

La scissure de Rolando, dans toute sa longueur, sépare ces deux circonvolutions.

Variétés. — Elles portent sur la déformation de la partie inférieure.

LOBULES

Lobule pariétal supérieur. — Synonymie : Lobule du deuxième pli pariétal ascendant[1] ; *gyrus parietalis superior*[2] ; lobule postéro-pariétal[3] ; *Erste Scheitellappenwindung*[4] (premier pli du lobe pariétal) ; *Oberer Scheitelbeinlappen*[5], (lobe supérieur du pariétal) ; *Oberer innere Scheitelgrieppe*[6] (groupe supérieur et interne du pariétal).

Ce lobule est formé par deux circonvolutions repliées en S et en sens inverse ; il est limité : en avant, par la circonvolution pariétale ascendante ; en arrière, par la lèvre supérieure de la scissure perpendiculaire externe ; en bas, par la scissure interpariétale. Il forme le bord supérieur de l'hémisphère et se continue sur la face interne avec le lobule quadrilatère.

Variétés. — Un ou deux plis accessoires se portent du lobe pariétal au pli courbe, en interrompant la scissure interpariétale.

Circonvolution et lobule du pli courbe (Pozzi). — Synonymie : *Lobulus parietalis inferior*, formé en avant par le *lobulus supra marginalis*, en arrière par le *gyrus angularis*[7] ; *Zweite oder Mittlere Scheitellappenwindung* (deuxième pli médian du lobe pariétal) ; *Gyrus parietalis secondus, sive medius*, et *dritte Scheitellappenwindung* (troisième pli du lobe pariétal). *Gyrus parietalis tertius, sive inferior*[8] ; *Aufsteigende Windung zum hintern aeussern Scheitellüppchen und hinteres äusseres Scheitelläppchen*, et *unterer Zung aus der hintern Centralwindung und Sheitelhöckerläppchen* (pli ascendant du lobule pariétal postérieur externe et lobule pariétal postérieur externe, lobule sublingual du pli central postérieur et lobule de la bosse pariétale) ; *lobulus tuberis*[9] ; *Zweite oder mittlere Scheitelbogenwindung*, et *Erste oder vordere Scheitelbogenwindung*[10] (deuxième pli ou pli moyen du pli courbe pariétal, et premier pli antérieur du pli courbe pariétal).

Ce lobule, fort complexe chez l'homme, est formé par la fusion de deux circonvolutions qui partent : l'une, la racine antérieure, du pied de la circonvolution pariétale ascendante, entre la scissure interpariétale et la scissure

1. Gratiolet, — 2. Pansch. — 3. Huxley, Turner. — 4. R. Wagner. — 5. Huschke. — 6. Bischoff. — 7. Ecker. — 8. R. Wagner. — 9. Huschke. — 10. Bischoff.

de Sylvius; l'autre, la racine postérieure, de la première circonvolution temporale. Il est en rapport : en arrière, avec la scissure temporale parallèle, qui le sépare du deuxième pli de passage; en haut, la scissure interpariétale le sépare du lobule pariétal supérieur, et, en avant, de la circonvolution pariétale ascendante.

La partie descendante de la racine antérieure figure un segment en forme de coiffe, c'est le sommet du pli courbe.

Variétés. — Elles sont nombreuses, et ne portent que sur les sillons secondaires.

LOBE OCCIPITAL

Cette région occupe une surface peu nettement définie; elle s'étend, en haut, jusqu'à la scissure perpendiculaire externe, dont le prolongement idéal, sur la face inféro-latérale, déterminerait les limites antérieures et inférieures de cette région.

SCISSURES

Scissure occipitale supérieure. — Elle forme la continuation de la partie terminale de la scissure interpariétale, au-dessus du pli courbe, et se jette ordinairement dans la scissure occipitale transverse, ainsi qu'on le voit sur la planche II.

Scissure occipitale inférieure. — Très courte, dirigée presque directement d'avant en arrière; elle sépare la première de la seconde circonvolution occipitale.

Scissure occipitale transverse. — Elle est placée transversalement vers le milieu du lobe, au-dessous de la lèvre inférieure de la scissure perpendiculaire externe. En arrière de la portion inférieure de cette scissure, la première circonvolution occipitale se recourbe pour se continuer avec la seconde circonvolution occipitale.

CIRCONVOLUTIONS

Le lobe occipital comprend cinq circonvolutions : trois sont situées sur la face convexe.

Première circonvolution occipitale. — Placée à la partie supérieure et interne du lobe, elle prend son origine au bord supérieur interhémisphérique, à la lèvre inférieure de la scissure perpendiculaire externe, et se dirige transversalement en arrière, pour se continuer avec la seconde circonvolution occipitale.

Seconde circonvolution occipitale. — Elle naît de la partie inférieure de la seconde circonvolution de passage, et se porte en arrière. La scissure occipitale inférieure la sépare de la première circonvolution occipitale.

Troisième circonvolution occipitale. — C'est la continuation du pli accessoire que la seconde circonvolution temporale envoie au deuxième pli de passage.

CIRCONVOLUTIONS DE PASSAGE

Gratiolet a décrit sur la face externe, sous le nom de *plis de passage*, un groupe de circonvolutions qui relient les circonvolutions du lobe occipital avec celles des lobes pariétal et temporal. Il a désigné le premier et le second sous le nom de *plis de passage pariéto-occipitaux* ; le troisième et le quatrième sont nommés *plis de passage temporo-occipitaux*. Pozzi, donnant une acception plus générale au mot « pli de passage », considérant, en outre, que le second, le troisième et le quatrième plis sont situés sur une même circonvolution, qui est la continuation postérieure du pli courbe, unie inférieurement au pli temporal moyen, réduit le nombre de ces plis de passage à *deux* seulement.

Première circonvolution de passage (Pozzi). — C'est le premier pli de Gratiolet ; elle est en rapport : en avant, avec le lobule pariétal supérieur ; en bas, avec la première circonvolution occipitale. La scissure occipitale supérieure, partie terminale de *i. p.*, forme sa limite externe. Une fossette profonde la subdivise incomplètement (voy. planche II).

Seconde circonvolution de passage. — Elle se compose généralement de trois plis bien distincts. Les deux premiers, sont le prolongement de la partie descendante du pli courbe; ils comprennent le second et le troisième pli de Gratiolet; le troisième, est formé par une expansion du pli courbe, et par un pli de renforcement que lui envoie la circonvolution temporale-moyenne : c'est le quatrième pli de Gratiolet.

LOBE TEMPORAL

Cette région, appelée aussi région temporo-sphénoïdale, est limitée en avant et en haut par la scissure de Sylvius; en arrière elle se confond avec la région occipitale, dont la limite est formée par une ligne idéale, le prolongement de la scissure perpendiculaire externe. Sa face inféro-interne sera décrite avec la face inférieure du cerveau.

SCISSURES

Scissure temporale parallèle. — Décrite plus haut.

Sillon temporo-sphénoïdal (Pozzi). — Synonymie : *Sulcus temporalis medius* [1]; fissure temporo-phénoïdale inférieure [2].

Ce sillon, peu étendu, très fragmenté, peu profond, s'étend parallèlement à la scissure temporale parallèle, et limite inférieurement la seconde circonvolution temporale.

CIRCONVOLUTIONS

Première circonvolution temporale. — Synonymie : Pli temporal supérieur, ou pli marginal postérieur (singes), inférieur (hommes) [3]; partie inférieure de

1. Ecker. — 2. Huxley — 3. Gratiolet.

la circonvolution de l'enceinte[1] ; *gyrus temporalis superior sive inframarginalis*[2] ; *gyrus temporalis primus*[3] ; *gyrus antero-temporal*[4].

Cette circonvolution flexueuse, très nette, forme la lèvre inférieure de la scissure de Sylvius ; elle commence à la partie ascendante de cette scissure, et va se perdre postérieurement dans le pli courbe, en donnant naissance à la racine postérieure.

Seconde circonvolution temporale. — Synonymie : Pli temporal moyen, ou partie descendante du pli courbe et pli temporal inférieur, étage moyen et étage inférieur du lobe temporo-sphénoïdal[5] ; *gyrus temporalis secondus et tertius*[6] ; *gyrus temporalis medius et inferior*[7].

Cette circonvolution, située au-dessous de la scissure temporale parallèle, occupe toute la partie inférieure de la face convexe du temporal. Elle forme en avant deux boucles flexueuses, séparées par un sillon vertical, se réunissent en arrière et se continuent avec la troisième circonvolution occipitale et la seconde circonvolution de passage. La boucle inférieure est considérée par quelques auteurs comme la *troisième circonvolution temporale.*

CONNEXIONS

Les diverses régions qui composent la surface externe du cerveau n'ont pas une délimitation absolue. La division de cette surface en quatre lobes est faite pour faciliter seulement la description, afin de pouvoir les désigner avec précision, et permettre de déterminer ou localiser exactement, dans les recherches cliniques, le siège des lésions pathologiques. Ces diverses régions ne forment pas davantage des départements distincts, indépendants physiologiquement les uns des autres. Les circonvolutions qu'elles comprennent sont extérieurement en rapport, non seulement entre elles, mais aussi avec les circonvolutions des lobes voisins. Elles sont en outre reliées intérieurement par des faisceaux de fibres blanches, qui se portent d'une circonvolution à la base de la circonvolution voisine, ou d'un lobe à un autre.

La circonvolution frontale ascendante établit la connexion entre le lobe frontal et le lobe pariétal, par ses deux extrémités, qui sont reliées avec la circonvolution pariétale ascendante. Un pli commissural l'unit à la première circonvolution frontale. A sa partie moyenne, elle envoie à la seconde cir-

1. Foville. — 2. Huschke. — 3. R. Wagner. — 4. Huxley. — 5. Gratiolet. — 6. R. Wagner. — 7. Ecker.

convolution frontale un pli qui divise la scissure parallèle frontale en deux tronçons. Inférieurement, un petit pli anastomotique, qui sépare la scissure parallèle frontale de la scissure de Sylvius, la relie avec la troisième circonvolution frontale.

La première et la seconde circonvolution frontales sont réunies, à la partie antérieure, par un pli anastomotique. Un pli semblable, formant la racine externe de la seconde circonvolution frontale, unit celle-ci à la troisième circonvolution frontale.

Le lobe pariétal est relié au temporal, par la commissure qui s'étend de la racine postérieure du pli courbe, à la première circonvolution temporale. Sa connexion avec le lobe occipital est faite par le premier pli de passage, uni antérieurement au lobule pariétal supérieur, et, inférieurement, à la première circonvolution occipitale. A la région inférieure, le second pli de passage, en continuité avec la seconde circonvolution occipitale, relie cette circonvolution au pli courbe.

Le lobe occipital est en connexion avec le lobe temporal, par le pli accessoire que celui-ci envoie au pli courbe, et à la troisième circonvolution occipitale.

DESCRIPTION DE LA FACE SUPÉRIEURE DU CERVEAU

DISPOSITION GÉNÉRALE

Une coupe à travers la peau, le cuir chevelu et les parois du crâne, suivant un plan passant par la protubérance occipitale externe, le sommet du pavillon de l'oreille, allant aboutir au-dessus des sourcils, met à découvert la face supérieure de l'encéphale. La dure-mère incisée au contour, la section du sinus longitudinal supérieur faite à ses deux orifices et sur le bord de la scissure interhémisphérique, les faces supérieures des deux hémisphères du cerveau apparaissent avec leurs nombreux plis sinueux.

Le cerveau, vu suivant la *norma verticalis*, c'est-à-dire suivant sa projection horizontale, représente un ovoïde dont l'extrémité postérieure est plus renflée que l'antérieure. On remarque tout d'abord que les circonvolutions paraissent rangées en étages, surtout à la région antérieure; cette disposition avait déterminé Gratiolet à donner aux circonvolutions les noms d'étages supérieur, moyen, inférieur. A part cette particularité, cette surface offre les mêmes caractères que la face convexe externe : des circonvolutions plus apparentes, des plis plus marqués, plus profonds, plus étendus; ce sont les mêmes circonvolutions, les mêmes scissures que celles qui ont été décrites à la planche I.

SCISSURES

Dans le lobe frontal, c'est la *scissure frontale supérieure*, visible depuis son origine au pli anastomotique jusqu'à sa rencontre avec la scissure parallèle frontale. Elle s'étend parallèlement au bord supérieur interhémisphérique, en suivant les sinuosités du pli inférieur de la première circonvolution frontale.

La *scissure frontale inférieure* ou *sourcilière*, ne montre que son extrémité supérieure et son embouchure dans la scissure parallèle frontale, dont on ne voit de même que la portion supérieure. On distingue nettement le pli accessoire, qui relie la seconde circonvolution frontale à la circonvolution frontale ascendante, et divise la scissure parallèle frontale en deux tronçons.

La *scissure de Rolando* apparaît à peu près dans toute son étendue jusqu'à son point de réflexion vers la face interne; sa direction oblique en arrière est fort remarquable. A ce niveau, deux encoches dépriment le bord supérieur de l'hémisphère : la première, située en avant de la scissure de Rolando, est formée par un sillon profond établissant, vers la face interne, la continuation du tronçon supérieur de la scissure parallèle frontale; la deuxième encoche est placée en arrière de la scissure de Rolando; elle résulte de la terminaison de la scissure fronto-pariétale interne à la face convexe. Plus en arrière on rencontre la *scissure perpendiculaire externe*, limite postérieure du lobe pariétal, qui n'est que le prolongement, sur la face externe, d'une scissure profonde de la face interne : la scissure perpendiculaire interne.

Au-dessous passe une scissure, qui traverse obliquement la région pariétale, en se portant de bas en haut et d'avant en arrière, c'est la *scissure interpariétale*, qui prend, au niveau de la scissure perpendiculaire externe, le nom de *scissure occipitale supérieure*. Cette dernière aboutit dans la *scissure occipitale transverse*, placée transversalement vers le milieu du lobe occipital. Près du contour osseux, apparaît la *scissure occipitale inférieure*.

CIRCONVOLUTIONS

Le bord de la scissure cérébrale est formé en avant par la *première circonvolution frontale*, composée constamment, d'après Gratiolet, de deux plis. Le pli inférieur est beaucoup plus flexueux que le pli supérieur; ils se fusionnent en arrière pour s'unir à la circonvolution frontale ascendante, en interrompant supérieurement la scissure parallèle frontale. Au-dessous, la seconde circonvolution frontale décrit de nombreux lacets, en se portant d'avant en arrière, et se termine dans la scissure parallèle frontale; un pli accessoire la relie à la circonvolution frontale ascendante, en divisant cette dernière scissure en deux tronçons

La *troisième circonvolution frontale* est à peine apparente.

La *circonvolution frontale ascendante* présente la même direction oblique d'avant en arrière et de bas en haut que la scissure de Rolando, qu'elle borde antérieurement. Son extrémité supérieure plonge vers la face interne et semble apparaître de nouveau en arrière de la scissure de Rolando, pour s'unir à l'extrémité supérieure de la circonvolution pariétale ascendante; elle reçoit en haut un gros pli, portion terminale de la première circonvolution frontale, et plus bas, le pli accessoire issu de la seconde circonvolution frontale.

La *circonvolution pariétale ascendante* forme la lèvre postérieure de la scissure de Rolando; sa direction est oblique d'avant en arrière et de bas en haut; son extrémité supérieure est en connexion avec le lobule pariétal supérieur et la circonvolution frontale ascendante.

L'espace triangulaire compris entre la circonvolution pariétale ascendante, la scissure interpariétale, la scissure perpendiculaire externe et la scissure interhémisphérique est occupé par une circonvolution diversement contournée en S : c'est le *lobule pariétal supérieur;* il se continue en arrière avec le premier pli de passage. La scissure interpariétale et sa prolongation, la scissure occipitale supérieure, le sépare du *lobule pariétal inférieur*, ou *lobule du pli courbe*, et de la circonvolution, qui comprend les trois plis nommés « second pli de passage ». En arrière du premier pli de passage, apparaît l'extrémité supérieure de la première circonvolution occipitale.

La juxtaposition des deux hémisphères permet de constater leur symétrie parfaite, leur conformation suivant un même dessin schématique, et d'analyser les divergences notables des divers détails de configuration qui existent entre l'un et l'autre hémisphère dans un même cerveau.

Si l'on examine la scissure frontale supérieure du lobe droit, on voit qu'elle est interrompue par un pli accessoire; que la première circonvolution frontale est constituée à sa partie antérieure par un seul pli sinueux, qui devient bifide postérieurement, surtout à son union avec la frontale ascendante.

La scissure de Rolando n'offre rien de particulier; elle converge vers le même point de la ligne médiane que celle de l'hémisphère gauche, forme avec celle-ci un angle d'autant plus aigu que le lobe frontal est plus développé (Ecker).

La scissure interpariétale du côté droit est interrompue, inférieurement, par un pli accessoire que le pli courbe envoie à la circonvolution pariétale ascendante; supérieurement, par un pli accessoire qui relie le pli courbe au lobule pariétal supérieur.

Le lobule pariétal supérieur aura la même configuration que celui du côté gauche, si l'on prolonge le sillon médian et qu'on ramène le pli antérieur au parallélisme avec le pli postérieur.

Les circonvolutions de passage ont à peu près la même disposition. La première circonvolution de passage du côté droit est moins volumineuse que celle du côté gauche; la seconde circonvolution de passage du côté droit, présente les trois plis signalés dans la description de la seconde circonvolution de passage du côté gauche.

Les variétés de détails entre les deux hémisphères, qui paraissent considérables à première vue, se réduisent en réalité à quelques sinuosités, à quelques plis accessoires en plus. Les deux hémisphères sont donc parfaitement symétriques, développés suivant un même plan, présentant un même rapport de grandeur et de figure dans leurs parties homologues; ils ne sont pas semblables, la ressemblance de ces divers rapports n'étant pas exacte.

DESCRIPTION DE LA FACE INTERNE DU CERVEAU

DISPOSITION GÉNÉRALE

Une coupe verticale, menée d'avant en arrière sur le plan médian, divise la face et le crâne, du lobule terminal du nez au trou occipital. Les méninges incisées, le corps calleux est coupé entre les deux hémisphères; le pédoncule cérébral et le cervelet enlevés, la face interne, plane, de l'hémisphère, qui est en contact avec la faux du cerveau, est mise à découvert. Au-dessous est la partie interne de la face inférieure. Entre ces deux régions apparaît la coupe du corps calleux, du trigone cérébral, le septum lucidum et la couche optique. La surface plane est formée, comme la surface convexe, de scissures principales ou secondaires, limitant des circonvolutions fondamentales ou accessoires.

SCISSURES PRINCIPALES

Scissure festonnée (Pozzi). — Synonymie : Scissure calloso-marginale[1] ; grand sillon fronto-pariétal[2].

C'est la longue scissure antéro-postérieure qui limite la circonvolution du corps calleux; elle naît au-dessous du genou du corps calleux, se porte en haut, en dé-

1. Huxley, Bischoff, Turner, Marshall, Ecker. — 2. Gratiolet.

crivant une courbe à concavité postérieure, puis en arrière en formant de nombreuses dentelures, et se termine à la scissure fronto-pariétale interne.

Scissure fronto-pariétale interne. — C'est la partie terminale de la scissure festonnée. Elle commence à la circonvolution du corps calleux, s'infléchit sur le bord supérieur de l'hémisphère en arrière de la scissure de Rolando, et gagne la face externe où elle forme une encoche très apparente.

Scissure perpendiculaire interne (Gratiolet). — Synonymie : *Fissura occipitalis sive posterior. Senkrechte hintere Hirnspalte*[1] (fissure cérébrale verticale postérieure); *fissura posterior*[2] (fissure occipito-pariétale[3]); *fissura occipitalis perpendicularis interna*[4]; *fissura occipitalis interna*[5]; *pars medialis sive verticalis fissuræ parieto-occipitalis*[6].

Très profonde, oblique de haut en bas et d'arrière en avant; elle continue sur la face interne la scissure perpendiculaire externe, et se jette à angle aigu dans la scissure des hippocampes, au niveau du bourrelet du corps calleux.

Scissure des hippocampes (Gratiolet). — Synonymie : *Fissura horizontalis*[7]; *fissura posterior sive occipitalis horizontalis*[8]; *calcarina fissura*[9].

Elle prend son origine à l'extrémité du bord postérieur de l'occipital par deux branches verticales, se dirige en avant, et se termine un peu après avoir reçu la scissure pariétale interne, au-dessous du bourrelet du corps calleux. La saillie que sa face profonde fait dans l'intérieur des ventricules forme les hippocampes; particularité qui lui a valu le nom que Gratiolet lui a donné.

La scissure de Rolando aboutit généralement à la face interne de l'hémisphère, où elle détermine une encoche (*c*) sur le bord supérieur.

CIRCONVOLUTIONS

Première circonvolution frontale interne. — Synonymie : Second pli, ou pli de la zone externe du lobe fronto-pariétal[10].

C'est la face interne de la première circonvolution frontale externe; elle est subdivisée par un sillon courbe en deux plis très flexueux, qui vont aboutir à un pli de passage pariéto-frontal, situé en avant de la terminaison de la scissure de Rolando à la face interne.

Seconde circonvolution frontale interne, ou circonvolution crêtée. — Synonymie : *Processo-anteroïdo cristato*[11]; circonvolution de l'ourlet[12]; *zwinge*

1. R. Wagner. — 2. Burdach, Arnold. — 3. Huxley. — 4. Bischoff. — 5. Pansch. — 6. Ecker. — 7. Pansch. — 8. R. Wagner. — 9. Huxley. — 10. Gratiolet. — 11. Rolando. — 12. Foville.

(ourlet), *cingula*, gyrus cinguli [1]; pli du corps calleux, pli de la zone externe [2]; *gyrus callosal* [3]; *fornix periphericus* [4]; *gyrus fornicatus* [5].

Elle prend son origine, par un pli effilé, sous le genou du corps calleux, qu'elle contourne; se dirige jusqu'au-dessous du bourrelet. Son bord supérieur porte de nombreuses dentelures, qui l'ont faite comparer, par Rolando, à la crête d'un coq. Une anfractuosité, nommée sinus du corps calleux, ou ventricule des corps calleux, la sépare de la face supérieure du corps calleux.

Lobule frontal interne. — Synonymie : Lobule paracentral [6]; lobule ovalaire [7].

Il est constitué par l'extrémité supérieure, renversée sur la face interne, des deux circonvolutions frontale ascendante et pariétale ascendante, circonscrivant la partie terminale de la scissure de Rolando à la face interne. Il est limité en arrière par la scissure fronto-pariétale; en bas, par la scissure festonnée; en avant, par un sillon qui se continue jusqu'à la face externe. C'est un petit lobule de forme ovalaire, dont le plus grand diamètre est antéro-postérieur, souvent coupé dans sa longueur par un sillon peu profond.

Lobule pariétal interne. — Synonymie : *Præcuneus* [8]; lobule quadrilatère [9]; *Vorzwickel* (avant-coin).

Ainsi que son nom l'indique, ce lobule appartient à la région pariétale interne. Il est situé en arrière de la scissure fronto-pariétale interne, en avant de la scissure perpendiculaire interne; il est formé par un amas compliqué de plis, qui représentent la continuation du lobe pariétal supérieur à la face interne.

Lobule occipital interne. — Synonymie : *cuneus* [10], *gyrus occipitalis primus* [11]. *Oberer Zwischenscheitelbeinlappen* [12] (lobe supérieur médian de l'os pariétal).

Situé dans la région occipitale interne, ce lobule a la forme d'un coin (*cuneus*, Zwickel) triangulaire, dont la pointe est en bas et en avant, la base en arrière et en haut. Il est compris entre la scissure perpendiculaire interne et la scissure des hippocampes; sa surface est divisée par trois sillons peu profonds. La branche de bifurcation de la scissure des hippocampes, la sépare du *lobulus extremus* de Ecker.

1. Burdach. — 2. Gratiolet. — 3. Huxley. — 4. Arnold. — 5. Ecker. — 6. Betz. — 7. Pozzi. — 8. Burdach. — 9. Foville. — 10. Burdach. — 11. Wagner. — 12. Huschke.

CIRCONVOLUTIONS DE PASSAGE

Premier pli de passage interne ou *pariéto-temporal supérieur interne* (Pozzi). — Pozzi donne ce nom à la mince bandelette qui s'étend du lobule pariétal interne à la partie antérieure de la seconde circonvolution temporo-occipitale, située entre l'ouverture de l'hémisphère et la scissure des hippocampes. Gratiolet a considéré ce pli comme l'extrémité effilée de la circonvolution du corps calleux, qui va se jeter dans le pli unciforme, au voisinage du corps godronné. Il paraît plus naturel de regarder cette circonvolution comme un pli commissural, entre le lobule pariétal interne et la circonvolution temporo-occipitale.

Second pli de passage interne ou pariéto-occipital. — Il est formé par un pli mince, situé au fond de la scissure pariétale interne, s'étendant de l'étage inférieur du lobule pariétal interne au sommet du lobe occipital interne.

Troisième pli de passage interne ou pariéto-temporal inférieur. — *Gyrus cunei, Zwickelwindung* Ecker, (pli du coin); unit l'extrémité du lobule occipital interne à l'angle postéro-inférieur du lobule pariétal; c'est le second pli de passage de Gratiolet.

CONNEXIONS

La première circonvolution frontale interne n'est que la face interne de la première circonvolution frontale externe, en rapport, dans la scissure interhémisphérique, avec la faux du cerveau. La continuité entre la face externe et la face interne est donc absolue.

Les deux plis, formant la seconde circonvolution frontale interne, se terminent en arrière par un pli unique, dans le lobule frontal interne, qui établit la connexion tre le lobe frontal et le lobe pariétal. Les rapports entre la face interne et la face externe de cette région résultent de la structure même du lobe frontal interne, constitué par les extrémités supérieures des deux circonvolutions ascendantes.

Le lobule frontal interne est relié au lobule pariétal interne par un pli commissural, situé en arrière de la scissure frontale interne.

Le lobule pariétal interne, représentant l'expansion du lobule pariétal supérieur à la face interne, la relation entre la face externe et la face interne de ce département, est aussi complète que dans les régions précédentes.

Le lobule pariétal interne est uni au lobe temporal par le premier pli de passage interne. Il est en connexion avec le lobule occipital par l'intermédiaire des second et troisième plis de passage internes.

La seconde circonvolution frontale interne commence au-dessous du corps calleux, le contourne et l'accompagne jusqu'à son extrémité postérieure. Dans son trajet, cette circonvolution traverse les régions frontale et pariétale internes. Son prolongement jusqu'au lobule unciforme, établit lá connexion entre les trois lobes de la face interne. On pourrait donc considérer la circonvolution du corps calleux comme un vaste pli commissural.

Il existe par conséquent à la face interne, comme à la face externe, des liens d'union entre les diverses régions qui la constituent. Ces deux faces sont en outre très étroitement liées entre elles, de telle sorte que la première semble ne représenter que le renversement de la seconde sur la face médiane. Comme les centres excito-moteurs ont été localisés en grande partie vers le bord supérieur de l'hémisphère, cette face acquiert une grande importance de ce voisinage; la physiologie expérimentale et la clinique indiqueraient en effet que le lobule frontal interne ou paracentral serait en entier une zone motrice.

DESCRIPTION DE LA FACE INFÉRIEURE DU CERVEAU

DISPOSITION GÉNÉRALE

Une section des téguments et des parois du crâne est faite suivant un plan horizontal, passant par la bosse frontale moyenne et la protubérance occipitale externe. Les méninges coupées au contour osseux, le plan basilaire de l'encéphale est soulevé pour sectionner la protubérance annulaire et les filets nerveux; le cerveau renversé dans la voûte du crâne présente la face inférieure des lobes frontaux, des lobes temporaux et occipitaux.

La région antérieure, cornes antérieures ou frontales [1], est formée par les *lobules orbitaires* [2], concaves, plan inférieur des lobes frontaux, compris entre l'arc osseux de l'os frontal, la substance perforée antérieure, le chiasma des nerfs optiques, et la scissure de Sylvius. Ces deux lobules sont séparés par l'apophyse *crista-galli*, la fente interhémisphérique, logeant la faux du cerveau, et les orifices veineux de l'origine antérieure du sinus longitudinal supérieur; un pont séreux, formé par l'arachnoïde, recouvre cette fente.

En arrière des lobules orbitaires, sont les cornes moyennes ou sphénoïdales, qui proéminent une dépression concave, en rapport avec la tente du cervelet; c'est la face inférieure, ou basilaire, des lobes temporaux. Cette face concave se continue, sans démarcation, avec la face inférieure, en forme de coin, des lobes occipitaux; ce sont les cornes postérieures ou occipitales, séparées par le sinus longitudinal supérieur, la partie postérieure de la fente interhémisphérique, et la faux du cerveau.

1 Cruveilhier. — 2. Gratiolet.

Cette région moyenne et postérieure est décrite sous le nom de face temporo-occipitale.

La face inférieure, ou base du cerveau, présente une forme ovale, plus renflée en arrière. On y trouve, sur la ligne médiane, la partie antérieure de la scissure cérébrale, ou grande fente interhémisphérique; de chaque côté sont les nerfs olfactifs; en arrière la substance perforée antérieure, les nerfs optiques et le chiasma; la tige pituitaire sur le tuber cinereum; les tubercules mamillaires, l'espace interpédonculaire, ou substance perforée postérieure de Vicq d'Azyr; les pédoncules cérébraux; la coupe de la protubérance annulaire au niveau du point où elle se confond avec les pédoncules cérébraux; le corps calleux, et la partie postérieure de la grande fente interhémisphérique.

LOBULE ORBITAIRE — SCISSURES

Scissure olfactive. — C'est une gouttière rectiligne située au bord externe d'un pli parallèle à la fente interhémisphérique; elle loge le tronc prismatique et le bulbe du nerf olfactif.

Scissure orbitaire. — Synonymie : Sillon unciforme [1]; sillon triradié [2].

Elle est constituée par la convergence de plusieurs plis vers la partie la plus concave du lobule; sa forme est très variable; dans son état de simplicité le plus grand, on pourrait la rapprocher d'un H ou d'un K.

CIRCONVOLUTIONS

Première circonvolution frontale inférieure. — Située sur le bord de la scissure cérébrale, elle constitue le prolongement inférieur de la première circonvolution frontale interne. Sa direction rectiligne lui a fait donner le nom de *gyrus rectus.*

Seconde circonvolution frontale inférieure. — Elle est formée par les deux ou trois plis qui bordent le bord externe de la scissure olfactive, et la partie antérieure de la scissure orbitaire.

Troisième circonvolution frontale inférieure. — C'est le pli tortueux qui contourne la partie externe de la scissure orbitaire.

1. Rolando. — 2. Turner.

FACE TEMPORO-OCCIPITALE — SCISSURES

Première scissure temporo-occipitale (Pozzi). — Synonymie : *Sulcus temporalis inferior* [1]. — Elle s'étend de l'extrémité antérieure de la corne sphénoïdale qu'elle n'atteint pas tout à fait, jusqu'à l'extrémité interne de la corne occipitale (de là le nom que lui a donné Pozzi), en décrivant une courbe sinueuse sur le bord externe de la face temporo-occipitale.

Variétés. — Souvent interrompue par des plis accessoires.

Seconde scissure temporo-occipitale. — Synonymie : *Sulcus longitudinalis inferior* [2]; *sulcus occipito-temporalis* [3]; *fissura collateralis* [4]; *fissura collateralis sive temporalis inferior* [5]; sulcus occipito-temporalis inferior [6].

Elle commence à la partie antérieure de la corne sphénoïdale et se dirige directement d'avant en arrière jusqu'au lobe occipital, où elle donne en bas un petit rameau. Dans sa partie antérieure, elle est en rapport avec la grande fente cérébrale de Bichat.

CIRCONVOLUTIONS

Première circonvolution temporo-occipitale. — Synonymie : *Gryus occipito-temporalis lateralis* [7]; *lobulus fusiformis. Spindelförmiges Läppchen* [8] (lobule fusiforme); *unteraüsserer Hinterhauptwindungszug* [9] (pli de passage inférieur et externe de derrière la tête).

Elle prend son origine à l'extrémité arrondie de la corne sphénoïdale, se dirige en arrière jusqu'au lobe occipital, en décrivant de nombreuses flexuosités entrecoupées de sillons profonds. Elle forme la lèvre externe de la seconde scissure temporo-occipitale; la première scissure temporo-occipitale limite moins nettement son bord externe, à cause des nombreux plis accessoires qui divisent souvent cette scissure.

Seconde circonvolution temporo-occipitale. — Synonymie : *Gyrus temporalis medialis* [10]; *lobulus lingualis. Zungenläppchen* [11] (lobule lingual); *untere*

1. Ecker. — 2. Huschke. — 3. Pansch. — 4. Huxley. — 5. Bischoff. — 6. Ecker. — 7. Pansch. — 8. Huschke. — 9. Bischoff. — 10. Pansch. — 11. Huschke.

innere Hinterhauptwindungsgruppe[1] (groupe inférieur et interne du pli de derrière la tête); circonvolution à crochet, pli unciforme[2].

Lisse en avant, appelée *gyrus hippocampi*, en rapport avec la fente cérébrale de Bichat; flexueuse en arrière, où elle constitue le lobule lingual, elle s'étend de la partie antérieure et interne de la corne sphénoïdale au lobe occipital, en formant la lèvre externe de la scissure des hippocampes. Sa partie antérieure se replie en crochet en dedans, c'est le pli unciforme, qui fait partie, avec le lobule de l'hippocampe, du système de la corne d'Ammon.

CONNEXIONS

Le lobule orbitaire est en connexion dans toute ses parties avec le lobe frontal. Le gyrus rectus est le prolongement inférieur de la première circonvolution frontale interne. La seconde circonvolution frontale inférieure, ou moyenne, est formée par un pli issu de la profondeur du sillon, qui sépare la racine externe de la première circonvolution frontale et la racine externe de la seconde circonvolution frontale. La troisième circonvolution frontale inférieure représente la face inférieure, sur le lobule orbitaire, de la racine externe de la seconde circonvolution frontale, qui se replie ensuite, en arrière du crochet d'origine de la scissure sourcilière, pour s'unir à la circonvolution de Broca. Cette disposition est très manifeste sur le lobe gauche, planche I. En avant de *r. e.*, et au-dessous de *p. a.*, est le sillon d'où émerge le pli qui va former, en dessous de *r. e.*, la seconde circonvolution frontale inférieure.

Les trois circonvolutions frontales inférieures sont reliées entre elles par des plis minces et courts, qui donnent à la scissure orbitaire un aspect si tortueux. Le lobule orbitaire est réuni au lobe sphénoïdal par l'insula de Reil, ou lobule du corps strié, situé au fond de la scissure de Sylvius.

La face temporo-occipitale se continue sans ligne de démarcation avec la face externe temporo-occipitale. La région antérieure, ou sphénoïdale, est en connexion avec la région postérieure, ou occipitale, par trois groupes de circonvolutions qui pourraient être considérés comme des plis de passage inférieurs. Sur le bord externe, ce sont : la partie terminale de la troisième circonvolution temporale en continuité avec la troisième circonvolution occipitale; le lobule fusiforme unirait la seconde circonvolution occipitale à la corne sphénoïdale; le lobule lingual établirait la connexion entre le lobule occipital et le lobule

1. Bischoff. — 2. Vicq d'Azyr.

de l'hippocampe. Entre le lobule lingual et le bord postérieur des pédoncules est la bandelette, considérée par Pozzi comme le pli de passage entre le lobule pariétal interne et le lobule de l'hippocampe.

La juxtaposition des deux hémisphères permet de comparer les scissures et les circonvolutions de l'une et de l'autre face.

La scissure orbitaire du côté gauche de la figure rappelle vaguement la forme d'un H; la scissure du côté droit, celle d'un K. Ces dessins sont très défigurés par les sillons occasionnés par l'enroulement des circonvolutions orbitaires.

La première scissure temporo-occipitale du côté gauche de la figure est très nette dans toute son étendue; celle du côté droit est interrompue en avant par le coude d'union de la troisième circonvolution temporale avec la première circonvolution temporo-occipitale. Elle est coupée par deux plis sur le bord externe du lobule fusiforme.

La seconde scissure temporo-occipitale du côté gauche de la figure est très régulière, depuis son origine jusqu'à sa terminaison; celle du côté droit naît dans la scissure de Sylvius, et sépare antérieurement le lobule de l'hippocampe du lobe sphénoïdal.

Le lobe sphénoïdal du côté gauche de la figure présente très nettement les seconde et troisième circonvolutions temporales, les quatrième et cinquième circonvolutions temporo-occipitales, séparées par des scissures bien dépouillées. Le lobe sphénoïdal droit a la forme d'une palette dont T. 3. serait le manche; du même côté, le lobule fusiforme est surmonté par un pli accessoire recourbé en S qui le relie à la première circonvolution temporo-occipitale. Le lobule lingual, incomplètement séparé par la scissure des hippocampes, s'accole au pli de passage pariéto-occipital.

La troisième circonvolution temporale est bien évidente du côté gauche de la figure; simple à sa partie antérieure, elle se bifurque à sa partie postérieure. Celle du côté droit rencontre en avant la première circonvolution temporo-occipitale; elle forme ensuite une boucle extérieure qui va s'unir à la partie antérieure de la seconde circonvolution temporale.

Ces deux faces présentent donc, comme les faces convexes du cerveau, un même plan général, une même configuration, avec des détails variés, dans l'un et l'autre hémisphère.

LOCALISATIONS

RECHERCHES EXPÉRIMENTALES SUR LES CENTRES MOTEURS

L'histoire des localisations appartient à la première moitié de ce siècle. Bouillaud, Serres, Pinel-Grandchamp, etc., etc., ont cherché à déterminer le rôle que les fonctions spéciales des différentes régions du cerveau pouvaient exercer sur la manifestation des symptômes des maladies cérébrales, mais l'étude vraiment scientifique est de date toute récente. Elle apparaît avec les travaux de Fritsch et Hitzig, Ferrier, Carville et Duret, Broca, Charcot, Vulpian, établissant la concordance des faits pathologiques en apparente opposition jusqu'à ce jour avec les données fournies par la physiologie expérimentale, ou déterminant le siège des altérations cérébrales qui se traduisent par l'aphasie, l'hémianesthésie, les paralysies temporaires ou permanentes.

Les recherches de Fritsch et Hitzig, de Ferrier, ont eu pour résultat de démontrer l'*excitabilité* par les courants électriques des enveloppes de l'encéphale, de la substance des circonvolutions et des parties centrales; que cette excitation électrique de la surface des hémisphères produit des mouvements limités dans divers groupes de muscles du côté opposé du corps, ou reste *sans effets appréciables* suivant la région excitée. Ces phénomènes bien nets, bien observés, ont permis de poser des conclusions relatives à la localisation des fonctions cérébrales, à la détermination de certains centres moteurs.

Hitzig a localisé dans des points limités de la circonvolution frontale ascendante, exclusivement, les centres des mouvements. La partie supérieure de cette circonvolution serait le siège du centre des mouvements du membre supérieur du côté opposé du corps; plus bas, se trouverait le centre des mouvements du membre inférieur. A la partie moyenne, le centre des mouvements des muscles de la face; à la partie inférieure, le centre des mouvements des muscles de la bouche, de la langue et des mâchoires.

Le siège assigné par Ferrier à ces divers centres moteurs, varie un peu de la localisation faite par Hitzig. D'après Ferrier, le centre des mouvements du membre supérieur est situé sur l'extrémité supérieure de la frontale ascendante en avant de la scissure de Rolando, et en connexion avec la première circonvolution frontale. Le lobule pariétal supérieur serait le centre des mouvements des membres inférieurs. L'extrémité postérieure de la première circonvolution frontale présiderait aux mouvements de rotation de la tête et du cou ; l'extrémité postérieure de la deuxième circonvolution frontale produirait les mouvements des muscles de la paupière et de la face; la troisième circonvolution frontale serait le siège de la faculté du langage articulé. L'ablation du lobule du pli courbe produirait, sur le singe, la cécité temporaire de l'œil du côté opposé.

L'attention serait en rapport avec les première et seconde circonvolutions frontales.

D'après les faits cliniques observés par Charcot, une lésion du tiers inférieur de la circonvolution frontale ascendante produirait une monoplégie faciale inférieure; la destruction du tiers moyen de cette circonvolution donnerait lieu à une monoplégie du membre supérieur du côté opposé, celle du tiers supérieur à une paralysie des deux membres du côté opposé, sans paralysie de la face. Le siège du centre des mouvements des membres inférieurs occuperait les deux tiers supérieurs de la circonvolution pariétale ascendante.

Carville et Duret indiquent le pli courbe comme le siège probable du centre moteur des yeux, le lobule pariétal supérieur comme le centre des mouvements des membres inférieurs, et le tiers supérieur de la circonvolution frontale ascendante comme le centre des mouvements des membres supérieurs. La moitié antérieure de la première circonvolution temporale serait le siège des facultés auditives et le centre excito-moteur des muscles de l'oreille.

Ces localisations indiquées par la physiologie expérimentale ne peuvent avoir de valeur qu'après avoir subi l'affirmation des observations fournies par l'anatomie pathologique. La clinique, en effet, démontre, de la façon la plus positive, que chez l'homme il existe une zone de la substance corticale affectée à l'exercice régulier des mouvements volontaires, et que sa destruction partielle ou totale détermine des troubles appréciables de la motilité.

Cette zone motrice comprend les deux circonvolutions frontale et pariétale ascendantes, ainsi que les parties voisines qui se trouvent en *contact immédiat* avec ces deux circonvolutions. Sur la face interne de l'hémisphère, le lobule paracentral paraît seul devoir être rattaché à la zone motrice.

Un grand nombre de mémoires appuyés sur des observations de lésions de l'écorce cérébrale, recueillies avec tout le soin et la précision désirables [1], démontrent que la zone motrice n'est pas fonctionnellement homogène dans toutes ses parties, et qu'il existe un rapport direct entre l'étendue, le siège, l'intensité de la lésion et de l'extension, le degré, la durée, le genre des phénomènes provoqués dans la motilité.

Lorsque la lésion corticale occupe une grande étendue, il se produit constamment du côté opposé du corps une *hémiplégie* à début plus ou moins brusque, suivant le mode d'action de la cause, qui peut occuper les deux membres correspondants et la région de la face animée par le facial inférieur; dans ce cas l'hémiplégie est dite *totale*.

Obs. I. *Hémiplégie gauche avec flaccidité des membres paralysés. — Ramollissement cortical* [2].

Michel, âgée de soixante-dix-sept ans, eut le 7 mars 1876, à trois heures de l'après-midi, un violent étourdissement, sans perte complète de connaissance, et s'affaissa sur elle-même. Pas de convulsions. Décubitus dorsal; pas de déviation notable de la face;

1. Rosenthal, Albert Berger, Ringrose, Atkins. Byrom, Bramwell, Carlo Morelli, Palmerini, Grasset Maragliano de Reggio, Charcot et Pitres. — 2. Charcot et Pitres, *Rev. mens.*, 1877.

les paupières sont fermées, un peu moins à gauche qu'à droite. En soulevant les paupières, on constate que l'œil gauche est dirigé vers la droite et que sa pupille est beaucoup moins dilatée que celle du côté droit. Intelligence très obtuse; le sillon nasolabial gauche est effacé; la moitié gauche des lèvres reste immobile. Les membres du côté gauche sont paralysés, flaccides; si on les soulève, ils retombent inertes sur le lit. Les réflexes sont conservés. Pas de différence appréciable de température. Sensibilité conservée. Mort le 9 mars.

Hémisphère gauche : sain. — L'*hémisphère droit* pèse 15 grammes de moins. Ilot jaune rougeâtre, de 6 à 8 cent. de diamètre, à l'extrémité inférieure des circonvolutions ascendantes. En écartant les lèvres de la scissure de Sylvius, on voit que les artères pariétales antérieure et pariétale moyenne sont distendues par un caillot oblitérant; les autres branches de la Sylvienne sont vides et saines.

Les méninges enlevées avec précaution, les circonvolutions se présentent avec leur forme ordinaire. La substance corticale est molle et d'une teinte hortensia. La couche optique et le corps strié ont leur consistance et leur coloration normales.

Si la lésion n'occupe qu'une partie limitée de la zone motrice, la paralysie n'atteint que les muscles qui sont sous la dépendance du centre moteur lésé. L'hémiplégie est alors *partielle* ou *dissociée* (monoplégie). Elle n'intéresse que le facial inférieur, le membre inférieur ou le supérieur, ou les deux membres, sans participation de la face. Ces paralysies sont fréquemment accompagnées d'une contracture musculaire *précoce* ou *primitive*.

Obs. II. — *Hémiplégie faciale droite, limitée au facial inférieur, avec parésie du membre supérieur droit, et un certain degré d'aphasie. — voir les détails à la topographie crânio-cérébrale.*

Obs. III. — *Ramollissement cortical siégeant à l'extrémité supérieure du sillon de Rolando du côté droit. Paralysie avec contracture primitive et temporaire des membres du côté gauche, sans paralysie de la face. Résumé* [1].

Briscet (Amédée), soixante-six ans, charron, entre le 7 novembre 1875 à l'hôpital Beaujon, service de M. Lépine, pour une paralysie des membres du côté gauche, datant de trois jours.

Décubitus dorsal; pas de rotation de la tête, ni de déviation conjuguée des yeux; pas de paralysie faciale; pas de déviation de la langue; contracture très forte, avec abolition complète de la motricité volontaire dans les deux membres du côté gauche; sensibilité conservée. La contracture est dissipée le 10, les membres sont inertes et flaccides. Mort le 11.

Hémisphère droit. Au voisinage de la scissure interhémisphérique, sur l'extrémité supérieure du sillon de Rolando, existe un foyer de ramollissement allongé d'avant en arrière, de 5 centimètres de longueur sur 2,5 cent. de largeur.

1. Proust, *Gazette médicale de Paris*, 1876, n° 42, p. 498.

Le ramollissement comprend le tiers postérieur de la première circonvolution frontale; le quart supérieur de la circonvolution frontale ascendante; le cinquième supérieur de la circonvolution pariétale ascendante; le pied du lobule pariétal supérieur. Par des coupes, on constate que le ramollissement pénètre à une profondeur de 2 centimètres dans la substance cérébrale, et qu'il a séparé le lobule paracentral de ses connexions centrales, tout en respectant sa substance corticale. Les noyaux centraux sont sains.

OBS. IV. — *Ramollissement cortical limité, siégeant à l'extrémité inférieure des circonvolutions ascendantes. — Paralysie du membre supérieur gauche et du côté gauche de la face*[1]. *Résumé.*

B... (Pierre), âgé de soixante-sept ans, entre à l'hôpital Saint-Antoine le 16 décembre 1876 dans le service de M. Lancereaux, pour un emphysème pulmonaire. Dans le courant de l'été 1876, il a été brusquement pris dans la rue de paralysie du bras gauche et de la face, sans vertiges ni troubles intellectuels.

La bouche est notablement déviée à droite, la commissure labiale gauche est moins mobile que la droite; pas d'atrophie des muscles de la face, ni de déviation de la langue; pas de troubles de la parole; intelligence normale. Le malade accuse une perte de la mémoire. Le bras gauche s'est beaucoup amélioré, les mouvements sont possibles, il ne reste qu'un peu de faiblesse dans le domaine du nerf médian, et des fourmillements, des picotements dans les trois premiers doigts.

Autopsie. — Artères athéromateuses. *Hémisphère droit.* La substance corticale de la circonvolution pariétale ascendante est convertie, dans le cinquième environ de sa portion inférieure, en une pulpe jaunâtre, ramollie, qui s'enlève au moindre contact. La lésion est parfaitement limitée par un rebord net qui ne dépasse pas l'étendue de cette circonvolution. Dans le sillon de Rolando, la teinte jaune du ramollissement remonte sur la face latérale de la circonvolution frontale ascendante, jusqu'à sa région moyenne.

L'intensité d'action de la lésion peut atteindre la désorganisation, la destruction de toute l'épaisseur de la substance corticale, sans amener la mort. La paralysie est dans ce cas *complète* et *permanente*, accompagnée parfois de la rotation de la tête et de la déviation conjuguée des yeux, suivie d'une contracture secondaire du membre affecté, et de dégénérescence ascendante. La lésion au contraire peut n'exercer qu'une action irritative dont l'intensité n'est pas suffisante pour déterminer l'abolition de la fonction, une paralysie, mais qui cependant provoque des phénomènes réactionnels comme la contracture, des convulsions épileptiformes.

1. Martin, *Soc. anatomique*, 1876.

OBS. V. — *Destruction totale (large plaque jaune) très étendue de la zone motrice. Hémiplégie permanente et dégénérescence descendante consécutive*[1]. *Résumé.*

D..., âgée de soixante-quatorze ans, entre dans le service de M. Charcot. Hémiplégie droite complète, datant de six ans. Le début a été subit; sensibilité conservée partout; l'intelligence et la mémoire paraissent intactes.

Autopsie. — Hémisphère droit pèse 480 grammes. Hémisphère gauche 415 grammes. Vaste plaque jaune occupant l'épaisseur de la substance grise correspondant à la circonvolution pariétale ascendante, et aux trois digitations postérieures de l'insula de Reil; la circonvolution frontale ascendante est amincie, la troisième circonvolution frontale est saine. Le lobule pariétal supérieur et l'inférieur sont atteints dans leur partie antérieure. Les noyaux centraux sont sains.

Atrophie du côté droit de la protubérance; atrophie et dégénérescence grise de la pyramide antérieure du côté gauche.

OBS. VI. — *Hémiplégie gauche. Rotation de la tête et déviation conjuguée des yeux. Ramollissement cortical étendu, en arrière du sillon de Rolando*[2]. *Résumé.*

Bizot, âgée de soixante-dix ans, entre le 4 mai 1876 à l'infirmerie de la Salpêtrière, pour une dysenterie. Le 26 mai, sans prodromes, sans perte de connaissance, la malade est frappée de paralysie des membres du côté gauche; les yeux et la tête sont fixement dirigés vers le côté droit, la pupille gauche est plus rétrécie que la droite; paralysie faciale gauche inférieure très marquée; la commissure labiale est entraînée vers la droite. Le sillon naso-labial et les plis péri-labiaux du côté gauche sont effacés. Les membres du côté gauche sont flasques et inertes. Sensibilité conservée. La malade répond aux questions qu'on lui pose; avale facilement.

Lorsqu'on ramène la face vers la ligne médiane, on éprouve une résistance assez forte, la déviation des yeux s'exagère; aussitôt qu'on abandonne la tête, elle revient à sa position primitive. Mort le 23 juin.

Autopsie. — Hémisphère gauche, 560 grammes, parfaitement sain. — Hémisphère droit, 528 grammes : adhérence des méninges aux circonvolutions du lobe pariétal, atteintes d'un ramollissement mou, blanchâtre, qui occupe le cinquième inférieur et le tiers supérieur de la circonvolution pariétale ascendante, le lobule pariétal supérieur et le lobule pariétal inférieur en totalité, les deux tiers postérieurs de la première circonvolution temporale, la moitié postérieure du lobule de l'insula.

Les coupes montrent que le ramollissement est partout superficiel, que les noyaux opto-striés sont sains.

1. Charcot et Pitres, *Rev. mens.*, 1877. — 2. Charcot et Pitres, *Rev. mens.*, 1877, p. 118.

Dans cette observation, l'hémiplégie totale de la face et des membres, est accompagnée de la *déviation conjuguée de la tête et des yeux*. La paralysie est à *gauche*, la face et les yeux sont tournés vers le côté droit, ils *regardent la lésion*. Ce phénomène a été signalé depuis une trentaine d'années environ, et bien étudié pour la première fois par M. le professeur Vulpian.

M. Prévost, élève de M. Vulpian, en fit le sujet de sa thèse inaugurale en 1868. Quelques observations, en désaccord avec les règles posées par Prévost, furent publiées par Brouardel et Desnos[1], et par Marchant[2]. Lépine adopta, dans sa thèse d'agrégation (1875), les opinions émises par Prévost. A partir de cette époque, les travaux se multiplient; Landouzy[3], Graux[4], Grasset[5], ont émis des opinions dissidentes ou conformes aux premières lois posées sur l'explication de ce phénomène, et cherché à localiser le siège de la lésion de l'hémisphère qui produit la déviation conjuguée.

L'apparition de la déviation conjuguée dans les lésions de la substance corticale, c'est-à-dire en dehors des cas où ce phénomène est dû à une altération des noyaux d'origine des nerfs moteurs oculaires[6], paraît due à la *suppression* ou à l'*excitation* fonctionnelle des fibres rotatrices qui s'étendent de l'écorce cérébrale jusqu'au bulbe. Il en résulte ces modalités cliniques affectées par la rotation : tantôt le malade *fuit* ses membres paralysés, tantôt il les *regarde*; ou bien, après avoir regardé la lésion et fui ses membres paralysés, il se met à regarder ses membres au moment où ceux-ci sont pris de convulsions.

La déviation qui regarde les membres convulsés indique une *excitation* fonctionnelle du centre rotateur; lorsqu'elle regarde la lésion, du côté opposé à la paralysie, comme dans l'observation précédente, on peut en conclure qu'il y a *une perte* fonctionnelle du centre moteur. Cette théorie rend compte de la succession de ces deux formes : ainsi une excitation simple à droite entraîne la déviation de la tête et des yeux vers la gauche, du côté opposé; le malade *fuit la lésion*. Mais si cette excitation, par son intensité ou son étendue, arrive à supprimer la fonction, le malade tournera la face et les yeux du côté opposé. — Il *fuit* ses membres paralysés, et *regarde la lésion*.

Dans les lésions du centre ovale, le tractus rotateur bulbo-cérébral peut être atteint dans son trajet, depuis son origine corticale jusqu'à sa terminaison, et donner lieu aux mêmes phénomènes; mais si l'altération siège dans une portion du mésocéphale, le phénomène est *renversé*. Le malade regarde ses membres paralysés, s'il y a paralysie; ou la lésion, s'il y a excitation.

La localisation du siège du centre rotateur, dont l'altération produit la dévia-

1. *Soc. méd. des hôp.*, 1873. — 2. *Soc. anat.*, mars 1876. — 3. Th. inaug., 1876. — 4. Th. inaug. Paris, 1878. — 5. Th. Montpellier, 1879. — 6. Foville, *Soc. méd. de Pairs*, 1858; — Féréol, *Soc. méd. des hôp.*, 28 mars et 24 octobre 1873.

tion conjuguée, est placée par Ferrier dans le pied de la seconde circonvolution frontale. Grasset, s'appuyant sur 117 observations, pense que la déviation conjuguée d'origine corticale est sous la dépendance d'une altération, qui occuperait le fond de la scissure de Sylvius, le pli courbe, où, le plus souvent, les circonvolutions qui coiffent le pli courbe.

Ferrier, dans ses expériences sur des chats, a constaté que la stimulation modérée d'un centre produit la contraction modérée des muscles coordonnés; une stimulation plus énergique engendre une sorte d'état épileptiforme de ces mêmes muscles. L'irritation diffuse d'un hémisphère tout entier, traversé par un courant d'une extrémité à l'autre, est suffisante pour causer des convulsions épileptiques générales du côté opposé. Cette irritabilité une fois établie, la plus légère provocation faisait naître une attaque; les convulsions commençaient dans les muscles correspondant aux centres exités.

Ces notions reçoivent une application pratique dans le diagnostic de la lésion qui provoque l'attaque. Hughlings-Jackson a, le premier, indiqué les relations de l'épilepsie partielle avec les lésions corticales du cerveau. La similitude qui existe entre ses observations cliniques et les expériences physiologiques est en effet manifeste.

La clinique apprend que l'épilepsie de cause corticale peut se présenter sous l'influence d'une excitation directe et immédiate, ou par l'action irritative d'une lésion permanente. L'accès d'*épilepsie partielle* débute le plus souvent par les muscles de la face, ou par le membre supérieur, plus rarement par le membre inférieur. Les convulsions peuvent rester limitées ou s'étendre aux régions correspondantes, et se généraliser complètement. L'accès est souvent précédé d'une *aura*, borné à quelques secousses localisées; mais il peut aussi revêtir, par sa violence et sa gravité, l'aspect de l'attaque d'épilepsie vraie.

La marche des spasmes musculaires, l'ordre dans lequel apparaissent ou finissent les convulsions, donnera de grandes présomptions pour localiser exactement la lésion.

Lorsque l'attaque débute par la bouche et la langue, il est probable qu'elle est provoquée par une lésion de la troisième circonvolution. Si les convulsions affectent les paupières et la face, si elles commencent par la main et se localisent au bras, quand l'attaque occupe la jambe et tend à s'y localiser, on peut présumer que la lésion occupe le centre moteur correspondant à ses parties, où il exerce une irritation localisée.

L'attaque unilatérale serait due à l'influence d'une irritation générale de l'hémisphère; elle se manifeste d'abord par les muscles correspondant aux centres le plus directement placés sous l'action de la cause irritante.

OBS. VII. — *Épilepsie partielle débutant par la face. Abcès à la partie inférieure de la circonvolution frontale ascendante.* [1] *Résumé.*

Un soldat français est blessé au côté droit de la tête le 10 décembre 1870. Le 2 février, la plaie est en bonne voie de guérison par suppuration, l'os se recouvre de bourgeons charnus. Le 4, le malade se plaint de mal de tête, et a un accès de convulsions cloniques, sans perte de connaissance, plus marqué dans le facial gauche, surtout dans les muscles de la commissure labiale et de l'aile du nez. L'orbiculaire des paupières était très contracté au commencement de l'attaque; à la fin, c'étaient les muscles de la langue. L'accès fut suivi de la paralysie du facial gauche et de la moitié gauche de la langue, de petites secousses cloniques dans les muscles fléchisseurs des doigts de la main gauche, et d'une contraction légère des muscles du côté gauche de la face. Second accès vers midi. Le 7, dépression des facultés intellectuelles; parésie des muscles innervés par le facial inférieur gauche; l'œil se ferme bien; rides du front moins apparentes à gauche; la langue est déviée à gauche, la luette vers la droite. Nouvel accès dans la journée avec contraction du grand pectoral gauche et des muscles abdominaux des deux côtés.

Le 8, attaque d'une heure; pas de perte de l'intelligence. L'accès débute par des secousses du visage et la déviation des yeux; les contractions s'étendent au bras et aux muscles du tronc du côté gauche; quelques contractions dans le bras droit au fort de l'attaque. Mort le 10.

Autopsie. — La table interne est dépolie sur un point large comme un florin, correspondant à la plaie extérieure, et tapissée de pus épais et jaunâtre; il s'écoule par une ouverture de la dure-mère, située au niveau du point altéré de l'os, une demi-cuillerée de pus jaune verdâtre. La pie-mère forme à la convexité une couche épaisse et lardacée.

L'ouverture de la dure-mère communique avec un abcès situé en avant du sillon de Rolando, entre ce sillon et le *sulcus præcentris* de Ecker (la scissure parallèle frontale), dans le *gyrus centralis anterior* (la circonvolution frontale ascendante).

OBS. VIII. — *Épilepsie partielle débutant par le membre supérieur. Tumeur cérébrale* [2]. *Résumé.*

Un homme de vingt-deux ans entre à l'hôpital, le 7 novembre 1871, pour un gros rhume et des attaques épileptiformes. La première attaque est survenue deux mois auparavant en sortant de déjeuner, après un accès de toux, par des mouvements du pouce gauche dans l'articulation métacarpo-phalangienne, qui durèrent cinq secondes, suivis d'une espèce d'engourdissement douloureux, sans perte complète de connaissance.

1. Hitzig, *Ueber einen interessanten Abcess der Hirnrinde* (*Arch. für Psychiatrie und Nervenkrankheitenn.*) Berlin, 1872. — 2. Hughlings Jackson, *Medical Times and Gaz.*, 1872, t. II, p. 597.

Pendant son séjour à l'hôpital, le malade a eu plusieurs attaques semblables, débutant toujours par le pouce gauche, remontant dans le bras, et s'étendant à tout le corps, sans perte complète de connaissance. On pouvait les arrêter en comprimant et en redressant la main. — Mort le 22 décembre 1871, de tuberculose miliaire.

Autopsie. — Hémisphère droit : Tubercule arrondi du volume d'une noisette, sous la substance grise de la partie postérieure de la troisième circonvolution frontale, facilement énucléable, vascularisé à sa surface, caséeux à sa partie centrale. Peu de ramollissement de la substance blanche voisine; quelques granulations alentour.

OBS. IX. — *Épilepsie partielle débutant par le membre inférieur. Plaie de la tête. Trépanation. Guérison*[1]. *Résumé.*

Un jeune garçon de dix-sept ans a reçu une planche sur le crâne, le 15 septembre 1866; pendant le coma, il est transporté à l'hôpital Saint-Antoine.

Hernie du cerveau sur la ligne médiane de la région fronto-pariétale. Le doigt introduit dans la plaie rencontre le cerveau à nu. Après le coma, on constate une hémiplégie à droite, et une contracture du côté gauche de la face.

Guérison de la plaie, malgré l'apparition d'un abcès; amélioration de la paralysie, qui demeure ensuite stationnaire. Broca suppose la compression du cerveau par une portion osseuse qu'il serait possible d'enlever par le trépan. Le 20 octobre, le malade est pris subitement de mouvements convulsifs de la jambe, accompagnés d'une douleur assez vive pour arracher au malade un cri aigu.

Les attaques d'épilepsie reviennent deux fois encore le 29 et le 30 octobre, débutent, comme la première, par la jambe droite, s'étendent à la gauche, et se généralisent comme une attaque d'épilepsie vraie : cri initial, convulsions cloniques, perte de connaissance, pleurs.

En présence de ces symptômes, l'opération du trépan est décidée. Broca incise les lambeaux, met à nu la hernie du cerveau, applique une couronne de trépan, extrait une esquille de 4 centimètres de long et 15 millimètres de large, glissée et fixée entre l'os et la dure-mère décollée. Il y eut dans la nuit quelques accidents épileptiformes, qui ne reparurent plus. Le cerveau se gonfla et fit hernie que l'on traita par la compression. Trois mois après, le malade sort parfaitement guéri.

VÉRIFICATION ANATOMO-PATHOLOGIQUE

Il est parfaitement admis que l'abolition d'une fonction détermine l'atrophie de l'organe qui préside à cette fonction. S'il existe en réalité des centres

1. Broca, *Soc. de chirur.*, 19 décembre 1866; *Gazette hebd.*, 1867, p. 30.

moteurs à la surface corticale des hémisphères, on est fondé à supposer que la perte d'un membre ou de son usage, pendant un temps suffisamment long, amènera l'atrophie de la portion du cerveau occupée par le centre moteur qui innerve ce membre, ainsi qu'il en est advenu dans les deux cas signalés par M. le professeur Vulpian dans sa note sur l'influence de l'abolition des fonctions des nerfs sur la région de la moelle épinière qui leur donne origine[1]. Cette lésion atrophique a été recherchée dans les cas d'amputation ancienne par Luys, Dickinson, Gowers, Marc Sée, Landouzy, Bourdon, etc. Les résultats n'ont pas amené une conviction générale, quoiqu'on n'ait pu leur opposer des faits contraires bien précis.

Il est utile de prendre la question d'un peu plus loin, non pas *ab ovo*, mais d'examiner la structure de l'écorce cérébrale après la naissance.

M. le professeur Rouget (de Montpellier) cité par Charcot[2] et Otto Soltmann[3], ont prouvé, par de nombreuses expériences sur le chien, que les centres moteurs n'existent pas chez ces animaux au moment de leur naissance, et qu'ils se développent avec l'âge et l'exercice fonctionnel.

Arndt[4] signale l'absence des centres moteurs dans la couche corticale des enfants nouveau-nés; d'après Betz[5] les cellules pyramidales géantes seraient en très petit nombre chez les très jeunes enfants, et leur accroissement ne s'effectuerait qu'avec l'âge et l'exercice fonctionnel, occasionnant plus tard la prédominance du lobe gauche sur le lobe droit chez les droitiers.

Ces particularités sont très remarquables, surtout si on les fait suivre de l'examen histologique du cerveau des idiots. Cette étude montre en effet que la substance corticale se compose presque exclusivement de noyaux ou myélocytes, d'un petit nombre de cellules incomplètement développées, la plupart avec peu de protoplasma, un cylinder-axis petit, et des prolongements secondaires tout à fait élémentaires. Cette structure est absolument analogue à celle du cerveau du fœtus, de l'enfant nouveau-né ou en bas âge.

Le cerveau a donc subi un arrêt de développement qui a laissé ses éléments histologiques dans l'état où ils étaient, lorsque l'évolution a été interrompue.

L'anatomie pathologique possède quelques observations d'un arrêt de développement; le fait le plus remarquable est celui qui a été recueilli par M. Sander.

1. Vulpian, *Examen de la moelle épiniere dans des cas d'amputation d'ancienne date* (*Arch. de physiol.*, 1868, p. 473). — 2. *Leçons sur les localisations dans les maladies du cerveau*, 1875. — 3. *Experimentelle Studien über die Functionen des Grosshirns der Neugeborenen* (*Jahrbuch f. Kinderheilkunde u. physische Erziehung* IX, Bd. 1576, p. 106). — 4. *Studien über die Architektonik d. Grosshirnrinde d. Menchen*, II, p. 737, et II, p. 317 (*Schultze's Archiv*). — 5. *Centralblatt*, 1874.

Obs. X. — *Paralysie spinale infantile. Atrophie des membres, principalement du côté gauche. Atrophie du lobe paracentral*[1].

Un enfant, qui mourut à l'âge de quinze ans, avait été frappé, dans le cours de sa troisième année, de paralysie spinale infantile. Cette affection avait atteint et atrophié plus ou moins tous les membres et surtout ceux du côté gauche.

L'autopsie fit reconnaître dans la moelle toutes les lésions découvertes par les auteurs français. Un examen minutieux du cerveau fit voir que les deux circonvolutions ascendantes sur la face externe étaient beaucoup plus courtes que dans l'état normal. Elles laissaient un peu l'insula de Reil à découvert, et de plus, elles étaient dépourvues de replis. Le lobule paracentral était tout à fait rudimentaire, et contrastait, sous ce rapport, avec toutes les autres circonvolutions qui avaient acquis un développement parfait. Enfin, les lésions étaient plus prononcées dans l'hémisphère droit que dans le gauche, ce qui est en rapport avec cette circonstance que les lésions spinales étaient plus accusées à gauche qu'à droite.

« L'auteur émet l'opinion que, dans ce cas, les membres ayant été de bonne heure » complètement paralysés, par suite d'une lésion spinale profonde, les centres psycho- » moteurs, frappés d'inertie à une époque où ils étaient encore en voie d'évolution, » ont été, en conséquence, frappés d'arrêt de développement. »

Obs. XI. — *Atrophie des circonvolutions, liée au défaut d'usage d'un membre*[2]. *Résumé.*

La nommée X.., âgée de soixante-seize ans, entre le 10 juin 1876 à l'infirmerie de l'hospice d'Ivry, service de M. Olivier, lit n° 38.

Cette femme a joui d'une bonne santé dans sa première enfance. A l'âge de neuf ans et demi, en jouant, elle tomba d'une hauteur de trois ou quatre mètres dans une rivière. Six jours après cet accident, apparurent de violentes douleurs dans le membre inférieur droit, et sa jambe se ploya à angle droit sur la cuisse. — Depuis ce moment, sa jambe garda cette position fixe et en même temps cessa de s'accroître. Il n'y eut plus de douleurs; la marche devint de plus en plus difficile, si bien que la malade fut condamnée à ne jamais sortir de chez elle.

Cette vie sédentaire et l'état de son logement altérèrent peu à peu sa santé; ses règles ne venaient qu'à de rares intervalles, mais elle ne fut jamais malade, ni obligée d'interrompre son métier de couturière. Depuis la ménauposc, survenue à cinquante-sept ans, elle est sujette à des rhumes, des étouffements, des palpitations, à la diarrhée, qui l'obligent à entrer à l'infirmerie, dans un état de cachexie avancée.

1. Sander, *Centralblatt*, 1875, cité par Charcot, *loc. cit.* — 2. Oudin, *Rev. mens.*, 1878 p. 191.

La jambe droite offre une atrophie remarquable; elle est près de moitié moins grosse et moins longue que celle du côté opposé, les chairs en sont flasques et pendantes, sans la moindre saillie musculaire. Le genou est volumineux, coudé à angle droit; on ne peut étendre la jambe sur la cuisse; le pied est dans l'extension. Rien d'anormal sur le membre inférieur gauche, ou du côté des bras, qui sont aussi peu développés l'un que l'autre. Œdème malléolaire. Le 30, cachexie de plus en plus profonde. Mort du 1er au 2 juillet.

Autopsie. — Ni adhérences, ni injections des méninges; pas de ramollissement superficiel; asymétrie remarquable à la partie moyenne de la face supérieure des hémisphères. La première circonvolution frontale à droite est assez volumineuse et de même dimension dans toute son étendue; à gauche, elle est très rétrécie à sa partie postérieure, au point où elle rencontre la frontale ascendante, et, en avant de cette réunion, elle est presque rectiligne, sans sinuosités. La partie antérieure du lobe pariétal supérieur gauche est aussi atrophiée, ses circonvolutions moins larges que du côté opposé.

Enfin, les deux circonvolutions pariétales ascendantes, droite et gauche, sont très étroites, mais celle de gauche plus encore que celle de droite, surtout dans son tiers supérieur.

Du côté gauche, le sillon de Rolando est moins long qu'à droite; il n'arrive pas jusqu'à la scissure interhémisphérique et est un peu plus antérieur que le droit. Les autres circonvolutions sont d'ailleurs richement anastomosées entre elles.

On pourrait rapprocher de cette observation le fait analogue relaté par Landouzy.

Obs. XII.

Un homme de quarante-cinq ans vint dans le service de M. Hardy. Vers l'âge de un an et demi, à la suite d'un traumatisme, sa jambe droite s'est atrophiée; il marche avec des béquilles.

A l'autopsie, on constate : que l'hémisphère gauche (le malade était droitier) pèse 535 grammes, tandis que le droit pèse 554 grammes; une atrophie de la circonvolution pariétale ascendante; une atrophie de la protubérance et du bulbe du même côté; que la racine du sillon de Rolando du côté gauche est à 1 centimètre en arrière de celle du sillon du côté droit

Dans ces observations, l'atrophie d'une portion excitable de la substance grise, acceptée par la clinique comme le siège des mouvements volontaires, est indiscutable. L'examen histologique aurait peut être révélé des caractères plus marquants, le fait matériel n'en est pas moins affirmatif : les centres moteurs, frappés d'inertie à une époque où ils étaient en évolution, ont subi un arrêt de développement.

Ces faits ont, par eux-mêmes, une signification suffisante pour servir à la vérification des centres moteurs; ils recevront un nouvel appui de l'examen des altérations cérébrales constatées chez les amputés de date ancienne.

Obs. XIII. — *Atrophie de la partie supérieure de la circonvolution pariétale ascendante et du lobule paracentral du côté droit, chez un amputé du bras gauche depuis cinq ans* [1]. *Résumé.*

Un malade, âgé de trente ans, meurt d'une fièvre typhoïde ataxo-adynamique dans le service de M. Duguet (hôpital temporaire). A la suite d'une blessure reçue à Reischoffen, il avait été amputé du bras gauche au lieu d'élection ; l'extrémité supérieure de l'humérus droit avait été brisé dans la même journée ; le membre avait été conservé.

A l'autopsie, on trouve une atrophie manifeste du tiers supérieur de la circonvolution pariétale ascendante droite, n'intéressant pas le pli qui unit la circonvolution pariétale ascendante à celle du lobule pariétal supérieur. Cette atrophie est caractérisée par un espace considérable laissé entre la circonvolution qui nous occupe et les voisines, et par une épaisseur moindre de cette circonvolution : elle n'atteint que le tiers de celle des circonvolutions voisines, de la circonvolution homonyme du côté opposé, ou même de la partie inférieure de la même circonvolution. L'atrophie porte sur une longueur exacte de 2 centimètres ; la circonvolution atrophiée dans son tiers supérieur n'a que 6 millimètres de longueur, elle mesure 9 millimètres de largeur dans sa partie moyenne. La circonvolution pariétale ascendante droite dans son tiers supérieur est de 9 millimètres également. Il y a donc là, sur une étendue de 2 centimètres, une atrophie notable, tant en hauteur qu'en épaisseur.

Le lobule paracentral droit présente une diminution de volume, mais relativement moins considérable. Pris en masse, il a une longueur inférieure de 3 millimètres à celle du lobule paracentral du côté opposé. L'atrophie porte surtout sur la partie de ce lobule correspondant à la circonvolution pariétale.

M. Luys a réuni quelques observations indiquant l'état du cerveau chez les amputés. Une d'elles a été communiquée à la Société médicale des hôpitaux dans la séance du 13 juillet 1877 ; elle est relative à un vieillard qui avait été amputé à l'âge de vingt-cinq ans. L'autopsie a démontré une inégalité très notable des deux lobes du cerveau. Le *Progrès médical* [2] relate une observation de C. de Boyer, de l'atrophie du lobe cérébral droit et des circonvolutions marginales correspondantes chez un amputé (bras gauche, trente ans après l'opération). Bourdon cite, dans son travail lu à l'Académie de médecine [3], l'observation suivante qui lui a été communiquée par M. Luys :

1. Chuquet, *Soc. anat.*, 10 novembre 1876 ; *Progrès méd.*, n° 6, 1877 ; *Gaz. heb.*, 1877, p. 241. — 2. N° 34, 1877. — 3. *Localisations cérébrales*, 23 octobre 1877 (*Bull. Acad. de médecine*).

OBS. XIV. — *La nommée X..., décédée le 31 décembre 1875 à la Salpêtrière, salle Saint-Thomas,* n° 9, *à l'âge de soixante-quinze ans.*

Amputée de la jambe au tiers supérieur depuis plus de trente-cinq ans : habitudes silencieuses, ne faisant que boire, manger et dormir, répondant néanmoins aux questions d'une façon précise. Morte de bronchite.

Autopsie. — L'hémisphère droit, au sortir du crâne, est moins long que le gauche d'environ 1 centimètre.

L'atrophie porte, d'une façon très nette, sur la partie supérieure de la circonvolution frontale ascendante, à son point de rencontre avec la première frontale. A ce niveau, il y a une encoche très évidente, surtout vue par la face interne du lobe. Le tiers supérieur de la circonvolution frontale ascendante est, dans son ensemble, très notablement atrophié.

DICKINSON. *On the changes in the nervous system which follow the amputation of limbs* (*Journ. of anatomy and physiology*, 1868). — LUYS, Modifications survenues dans l'état de l'écorce cérébrale par suite de la disparition de différentes catégories d'incitations périphériques (*Soc. biol.*, juillet 1876. *Gaz. des hôp.*, 1876, p. 637, et *Soc. méd. des hôp.*, juillet 1877, *in* mémoire de M. Bourdon). — LANDOUZY. *Soc. anat*, 1877. — MARC SÉE, *Soc. de chir.*, juin 1878. — BOURDON. Localisations cérébrales (*Bull. Ac. méd.*, 23 octobre 1877). — GOWERS. *Medical and chirurgical Society*, mai 1878, et *the Brain*, 1878, n° 3. — BATTAREL. Atrophie de la pariétale ascendante droite chez un ancien amputé de la cuisse gauche (*Alger médical*, 1878, p. 171). — DREYFUS. *Soc. anat.*, mars 1875.

ZONES LATENTES.

Les expériences de physiologie ont démontré que l'excitation de points limités de la surface des circonvolutions provoque des mouvements localisés dans un groupe de muscles déterminé du côté opposé du corps, que l'excitation d'autres régions est sans effets appréciables. De plus, si l'on détruit les premiers points explorés, il survient une paralysie dans ces mêmes groupes de muscles, tandis que la destruction des seconds ne donne lieu à la manifestation d'aucun symptôme.

Les régions excitables sont dites *zones motrices*, les régions inexcitables sont appelées *zones latentes.*

La clinique a constaté, par des observations anatomo-pathologiques, l'existence des zones motrices; elle n'est pas moins affirmative sur cette proposition : *La destruction de la substance corticale des régions dites latentes, n'est suivie de l'apparition d'aucun symptôme appréciable du côté de la motilité.* Les recherches histologiques en établissent la confirmation, en démontrant que les cellules pyramidales géantes, les *cellules motrices*, n'existent pas, ou sont très peu développées et en très minime proportion, dans les couches corticales prises en dehors de la zone motrice [1].

Un très grand nombre d'observations ont été publiées, depuis longtemps, dans les recueils périodiques, pour constater, dans les maladies cérébrales, des cas d'absence de symptômes du côté de la motilité. Cette dérogation à la règle généralement observée, était expliquée par le développement excessivement lent de la lésion, n'entraînant ainsi aucun trouble manifeste au dehors, ou permettant l'établissement de suppléances fonctionnelles (Lallemand, Durand-Fardel).

L'homogénéité fonctionnelle de l'écorce cérébrale étant généralement admise, l'absence ou la présence de symptômes devenait difficile à expliquer ; ces faits embarrassaient autant les physiologistes que les cliniciens, qu'ils devaient nécessairement diviser. La découverte des régions excitables et inexcitables de l'écorce cérébrale, vint fournir l'explication de la divergence dans les manifestations des cas de lésions limitées de la surface du cerveau, présentés par la clinique, qui avaient occasionné des paralysies ou des convulsions, ou qui ne s'étaient révélés au dehors par aucun symptôme manifeste du côté de la motilité.

L'expérimentation indique comme région inexcitable : la substance grise de la *partie antérieure* des première, seconde et, peut-être, troisième circonvolutions frontales, une partie des lobules pariétaux, toute l'étendue du lobe occipital et sphéno-temporal, les lobules orbitaires, la face interne de l'hémisphère, à l'exception du lobule frontal interne (paracentral). L'observation clinique et anatomo-pathologique démontre que les lésions irritatives ou destructives qui siègent sur ces régions ne donnent lieu à aucun trouble moteur.

Obs. XV. — *Foyer hémorrhagique dans l'épaisseur de la deuxième circonvolution du lobe frontal; pas d'hémiplégie* [2]. *Résumé.*

Lefranc, âgée de soixante ans, entre à la Salpêtrière le 20 mai 1854 pour une contracture permanente des membres inférieurs; pas de trace de paralysie unilatérale de la face ou des membres supérieurs. Mort le 21 juillet.

Autopsie. — Lésions des nerfs sciatiques et de la partie inférieure de la moelle. —

1. Betz, Mierzejewoski. — 2. Charcot et Pitres, *Rev. mens.*, 1877 p. 15.

Les méninges cérébrales sont très congestionnées, surtout celles de l'hémisphère droit. Petits épanchements sanguins, rouges, mous, fraîchement coagulés, dans la scissure de Sylvius de ce côté, le long des grosses branches méningiennes de l'artère sylvienne. Pas de traces de suppuration méningée ni de granulations tuberculeuses.

A la partie antérieure de la face convexe de l'hémisphère droit, au niveau de l'extrémité antérieure de la deuxième circonvolution frontale, on aperçoit une tache brunâtre, de 2 centimètres carrés environ, à bords diffus, irréguliers, qui ressemble, à première vue, à une ecchymose méningée. Les méninges enlevées, cette tache persiste; après le lavage, on constate qu'elle est due à une forte imbibition sanguine, à un piqueté hémorrhagique très confluent de la substance grise corticale.

Sur des coupes transversales de l'hémisphère, on rencontre, au-dessous de cette tache, un foyer hémorrhagique, du volume d'une noix, situé dans l'épaisseur de la substance blanche de la deuxième circonvolution frontale. Le sang qui le forme est ferme, noir; il est entouré d'une zone kystiforme de couleur ocreuse, large de 2 millimètres, et recouvert à sa partie supérieure par la substance grise corticale, qui, à ce niveau, avait pris des apparences ecchymotiques. — Le reste de l'hémisphère droit et tout l'hémisphère gauche étaient sains.

Obs. XVI. — *Ramollissement latent du lobule pariétal inférieur du pli courbe, de la moitié postérieure de l'insula de Reil, et des deux premières circonvolutions temporales*[1]. *Résumé.*

Gérard, âgée de soixante-seize ans, entre à l'infirmerie de la Salpêtrière le 5 mai 1876 pour une pneunomie. Avant cette maladie, elle se levait tous les jours et marchait seule. Pendant son séjour, on a constaté qu'elle serrait également fort des deux mains, ne louchait pas, ne présentait aucun trouble de la vue. Mort le 9.

Autopsie. — Hémisphère droit : dépression jaunâtre sur la partie latérale externe; adhérences des méninges à ce niveau. Cette dépression correspond à un large foyer de ramollissement celluleux qui a détruit la moitié postérieure du lobule de l'insula, les deux tiers postérieurs du lobule pariétal inférieur, y compris le pli courbe, et la moitié postérieure de la première et de la seconde circonvolution temporale.

Sur des coupes transversales, on reconnaît que le ramollissement atteint seulement la substance grise et la substance blanche immédiatement sous-jacente.

La couche optique, le corps strié, les pédoncules cérébraux, la protubérance et le bulbe sont parfaitement sains. La moelle, examinée au microscope, présente une intégrité absolue des cordons latéraux.

Ces divers exemples ne peuvent laisser aucun doute sur le principe des localisations. Ils ont été choisis, avec intention, en dehors de mes observations personnelles, parmi ceux qui ont paru les plus nets et les plus probants pour la

1. Charcot et Pitres, *Rev. mens*, 1877, p. 10.

démonstration de l'existence de régions dont la lésion est suivie ou non de troubles de la motilité, et pour la détermination des zones motrices et des zones latentes. Leur valeur scientifique est indiscutable, tant au point de vue de la parfaite exactitude des symptômes, que de la précision des détails anatomo-pathologiques.

RAPPORTS DES LÉSIONS CORTICALES

AVEC LES DÉGÉNÉRESCENCES SPINALES SECONDAIRES, ET DE L'HÉMIPLÉGIE CORTICALE AVEC L'ATROPHIE MUSCULAIRE

L'atrophie de certaines régions du névraxe, consécutivement à l'amputation d'un membre, est un fait définitivement acquis à la science. Larrey [1], Bérard [2], le professeur Vulpian [3], Dickinson [4], ont mis hors de discussion l'influence de l'ablation d'un membre sur l'état de la moelle épinière. Les travaux plus récents de Déjerine et Mayor, Leyden, Genzmer, Vulpian, ont démontré que ces modifications portent sur le faisceau postérieur, gagnent la substance grise et s'étendent aux cordons antéro-latéraux.

On sait aussi que l'ablation d'un membre, ou la perte de son usage, provoque l'altération atrophique d'une portion de la zone motrice corticale. La lésion paraît donc atteindre tout d'abord la moelle épinière et gagner plus tard le cerveau. Peut-on admettre la proposition inverse? — Une lésion cérébrale ayant détruit toute l'épaisseur de la substance grise d'une portion limitée de la zone motrice, et déterminé une perte permanente de l'usage d'un membre, peut-elle occasionner une altération des faisceaux médullaires en rapport d'innervation avec ces deux parties? A priori, il est difficile de concevoir à quoi serviraient ces tubes nerveux intacts, en rapport avec des parties atrophiées d'une part, et sans fonctions d'autre part.

Les faits expérimentaux apportent des conclusions affirmatives. Vulpian, Franck et Pitres, Carville et Duret, Déjerine, ont en effet constaté des atrophies secondaires de la moelle à la suite de lésions destructives du gyrus sygmoïde chez le chien.

Les recherches cliniques montrent également, par un assez grand nombre d'observations, que les lésions destructives de l'écorce, siégeant sur les régions motrices, déterminent des paralysies permanentes, avec contracture secondaire des membres affectés, suivies de la sclérose du faisceau latéral du côté opposé. — Ces faits importants ont été signalés par les professeurs Charcot, Vulpian et Türck.

1. *Clin. chirur.*, 1836, t. V, p. 218. — 2. *Soc. anat.*, 1829, p. 55. — 3 *Archiv. de physiol.*, 1868. — 4. *Loc. cit.*

OBS. XVII. — *Hémiplégie droite permanente, contracture secondaire. Ramollissement cortical des deux tiers inférieurs de la circonvolution pariétale gauche; dégénérescence descendante* [1]. *Résumé.*

Muller, âgée de soixante-dix-neuf ans, depuis deux ans dans le service des incurables dirigé par M. Charcot, parle facilement, mais est très sourde; paralysie faciale droite légère, paralysie avec forte contracture secondaire des membres supérieur et inférieur du côté droit; sensibilité conservée dans les membres paralysés.

A l'autopsie, on constate que les deux tiers inférieurs de la circonvolution pariétale ascendante du côté gauche sont détruits par un ramollissement cortical très exactement limité à cette circonvolution. Il s'arrête, en avant, au fond du sillon de Rolando, et n'atteint pas, en arrière, le lobule pariétal inférieur. Les autres parties de l'écorce et les noyaux centraux sont sains.

La protubérance est légèrement asymétrique; sa moitié gauche est un peu plus petite que la moitié droite; atrophie et teinte grisâtre de la pyramide antérieure gauche.

Sur des coupes on trouve une tache losangique de sclérose, très nettement limitée, siégeant à la partie antéro-interne de la pyramide antérieure du côté gauche.

L'anatomie pathologique fournit un dernier appui, en indiquant les connexions des centres moteurs du cerveau avec les grandes cellules motrices de la moelle épinière.

Les cordons latéraux sont formés de faisceaux de fibres blanches, qui relient entre eux les différents segments de la substance grise centrale de la moelle, et font communiquer dans toute sa hauteur la région antérieure de cette substance grise avec l'encéphale.

Ces fibres, après s'être entre-croisées au niveau du collet du bulbe, traversent la protubérance, atteignent l'étage inférieur du pédoncule (*pes*, *crusta*), se mêlent au faisceau de fibres qui, sous le nom de capsule interne, s'engage dans l'espace lenticulo-strié, et s'épanouit ensuite en éventail, la couronne rayonnante de Reil, pour gagner la face interne des circonvolutions.

Les cordons latéraux apportent à la moelle l'incitation cérébrale qu'elle transmet aux muscles. L'altération ou la destruction de ces fibres, sur un point quelconque de leur trajet, sera suivie d'une parésie ou d'une paralysie des mouvements volontaires. Une irritation chronique, en communiquant à la substance grise de la moelle une excitabilité exagérée, sera une cause d'une irritabilité musculaire temporaire ou permanente, qui constitue la contracture. La lésion destructive et la lésion irritative sont associées dans le processus de la sclérose latérale secondaire descendante : située du côté de la lésion, si elle siège sur la moelle, du côté opposé, lorsqu'elle atteint les faisceaux au-dessus de leur entre-croisement.

Dickinson a observé que l'atrophie s'étendait au-dessus du renflement lombaire dans un cas d'amputation du membre inférieur; dans un cas d'amputation du bras,

1. Charcot et Pitres, *Rev. mens. de méd. et de chir.*, 1877, p. 191.

il a pu la suivre dans le bulbe jusqu'à la limite supérieure de la décussation des pyramides.

La sclérose descendante des cordons latéraux peut s'étendre et envahir les cornes antérieures de la substance grise, avec lesquelles ces cordons sont directement en rapport. L'hémiplégie se complique alors d'atrophies musculaires sans aucun siège précis, toujours limitées à quelques muscles, ou à quelques groupes musculaires, frappant sans ordre tels muscles de la main, du bras ou du membre inférieur, amenant souvent des déformations ou des attitudes vicieuses, analogues à celles qui ont été si bien décrites par Duchenne dans l'atrophie musculaire progressive.

Ce caractère saillant la diffère de la sclérose latérale symétrique, qui débute par les membres inférieurs et ne s'accompagne pas d'amyotrophie ; de la sclérose latérale amyotrophique, qui atteint les membres supérieurs, et frappe en bloc toutes les parties occupées par la paralysie et par la contracture, mais principalement les muscles de l'éminence thénar.

La contracture tardive des hémiplégiques débute par les fléchisseurs ; elle attaque rarement les muscles extenseurs, s'étend peu à peu à tous les muscles fléchisseurs du membre, et peut disparaître, si la lésion destructive gagne les cellules motrices de la corne antérieure. Les membres paralysés deviennent flaccides ; mais la flaccidité n'est pas parfaite, parce que les cellules motrices ne sont jamais entièrement détruites. La contracture n'est donc pas un symptôme ; elle constitue un signe variable du degré de l'altération atteint par la lésion médullaire. De même, la contracture limitée au bras indique que la sclérose n'a pas dépassé les parties supérieures de la moelle, ou qu'elle s'étend à la région lombaire, lorsqu'elle frappe les membres inférieurs.

Obs. XVIII. — *Hémiplégie gauche. Contracture secondaire. Atrophie consécutive du deltoïde et de certains muscles de la main*[1]. *Résumé.*

Delor (Marie), âgée de soixante-dix-neuf ans, est transportée à l'infirmerie de la Salpêtrière le 31 décembre 1875. Cette malade, dans un état de démence sénile assez avancé, gâteuse, ne donne, sur le début et la marche de la maladie, que des renseignements insuffisants. Ses membres du côté gauche, paralysés en 1874, à la suite d'une attaque d'apoplexie, flasques et inertes dans les premiers temps, sont devenus rigides ; plus tard, le moignon de l'épaule et la main du côté paralysé se sont atrophiés.

1. Pitres, *loc. cit.*; *Soc. biol.*, oct. 1876.

Asymétrie de la face; membres inférieurs fléchis et rigides, mais la raideur est beaucoup plus marquée dans le membre inférieur gauche que dans le droit, également amaigris, sans atrophie musculaire. Rien d'anormal dans le membre supérieur droit.

Le membre supérieur gauche, plus grêle que le droit, est le siège d'une forte contracture secondaire. Le bras est rapproché du tronc, l'avant-bras est fléchi sur le bras; les doigts sont immobiles, dans l'attitude connue sous le nom de *main en griffe*; le biceps, les muscles de l'avant-bras sont moins volumineux qu'à droite. Les reliefs du deltoïde, des muscles de l'éminence thénar et des interosseux du côté gauche sont complètement effacés et remplacés par des dépressions très apparentes. Mort le 2 janvier.

Autopsie. — Méninges cérébrales saines; circonvolutions pâles et grêles. — On découvre par les coupes transversales, sur l'hémisphère droit, un large foyer ocreux, du volume d'une grosse amande, étendu de la capsule externe à la paroi ventriculaire, traversant, dans toute leur épaisseur, le noyau lenticulaire et le tiers moyen de la capsule interne. La couche optique est respectée. Dans l'hémisphère gauche, on trouve un petit foyer linéaire, aplati, situé à la partie externe du noyau lenticulaire.

Le côté droit de l'étage inférieur de la protubérance est sensiblement plus petit que le gauche. La pyramide antérieure est aussi plus petite que la gauche. Au voisinage du sillon médian antérieur, on distingue une bande grisâtre et légèrement translucide, qu'on peut suivre jusqu'à l'entre-croisement des pyramides et même au delà, car dans toute l'étendue de la moitié supérieure de la moelle, on constate une teinte grisâtre très légère de la partie supérieure du cordon latéral gauche.

Dans les tiers moyens du renflement cervico-brachial, les racines du côté gauche sont beaucoup plus grêles que celles du côté droit.

Sur des coupes fraîches, on voit une tache grisâtre et molle dans toute la hauteur du cordon latéral gauche; les cornes antérieures paraissent saines.

Sur des coupes après durcissement, on trouve, dans le cordon latéral gauche, un ilôt de sclérose, irrégulièrement pentagonal à la région cervicale, triangulaire à la région dorsale, arrondi à la région lombaire.

Au renflement cervico-brachial, entre les septième et neuvième paires de nerfs rachidiens, le groupe antéro-externe et le groupe postérieur des cellules des cornes antérieures du côté gauche ont complètement disparus; le groupe antéro-externe paraît conservé.

La face interne des hémisphères présente, comme la surface externe, une zone excitable et une zone latente.

La zone excitable comprend toute la région qui s'étend de l'extrémité postérieure de la première circonvolution frontale jusqu'à la scissure fronto-pariétale interne. Elle représente en quelque sorte le renversement des circonvolutions ascendantes sur la face interne de l'hémisphère; c'est le lobule frontal interne ou paracentral. Ferrier a grandit cette zone en y comprenant le lobule pariétal interne; il forme ainsi, avec les parties correspondantes sur la face externe, une vaste région au bord supérieur de l'hémisphère, qui serait le siège des centres moteurs des membres supérieurs et inférieurs.

La clinique a confirmé en partie les résultats physiologiques. L'observation suivante, rapportée par Charcot et Pitres dans la *Revue, mens. de méd. et de chir.* 1877, vient à l'appui des propositions relatives seulement au lobule frontal interne.

Obs. XIX. — *Hémiplégie infantile spasmodique. Contracture des membres du côté droit. Épilepsie partielle, atrophie du lobule paracentral. Dégénérescence secondaire de la moelle. Résumé.*

Merlot, âgée de dix ans, entrée à la Salpêtrière le 2 janvier 1876, service de M. Charcot, a eu des convulsions à l'âge de quatre ans et demi et de cinq ans et demi ; pas de faiblesse notable ni de contracture des membres. En 1872, elle eut plusieurs accès sans cris ni perte de connaissance; en octobre 1875, les accès sont plus fréquents et plus violents.

État actuel, janvier 1876. — Parésie avec contracture permanente dans les membres supérieurs et inférieurs du côté droit; pas de paralysie faciale. Accès fréquents : le bras droit devient plus rigide et s'élève, la face se tourne à droite, puis à gauche ; convulsions dans les membres du côté droit et dans le côté droit de la face; durée, une mimute; retour rapide à l'état normal. Mort, en avril 1876, en état de mal.

Autopsie. — Hémisphère droit : coloration hortensia à la partie inférieure de la première circonvolution frontale. — Hémisphère gauche : plusieurs plaques de couleur hortensia disséminées à la surface des circonvolutions. Ramollissement avec atrophie de tout le lobule paracentral et du tiers antérieur du lobule carré. Les circonvolutions frontales et pariétales ascendantes ne sont touchées qu'à leur extrémité supérieure dans une étendue de 1 centimètre.

La moelle, après durcissement, présente dans toute sa hauteur une bande de sclérose occupant la partie postérieure du cordon latéral du côté droit, analogue, par ses caractères histologiques et topographiques, aux scléroses systématiques du cordon latéral, déterminées par des lésions des corps opto-striés intéressant la capsule interne.

Cette observation renferme un fait important à remarquer. C'est la coïncidence de la sclérose secondaire de la moelle épinière avec les lésions d'une *zone motrice* de l'écorce cérébrale de la face interne. On peut la rapprocher de l'observation XVII, citée à l'appui des dégénérescences spinales à la suite des lésions corticales de la face externe de l'hémisphère. Elle présente en outre une certaine analogie avec l'observation X, dans laquelle l'autopsie révéla l'état rudimentaire du lobule paracentral du côté droit, et des lésions spinales siégeant du même côté.

La physiologie expérimentale et la clinique ont démontré l'existence d'une relation directe entre les lésions du lobule paracentral et les phénomènes de la motilité. Ces résultats sont en parfaite concordance avec les recherches sur la structure de la substance constituant les circonvolutions de cette région. Betz.

Mierzejewski, Batty, Türke, ont en effet rencontré les cellules pyramidales géantes dans l'écorce de ces circonvolutions. Ces éléments nerveux ne se retrouvant que dans les zones motrices, on peut considérer cette région de la face interne de l'hémisphère comme le siège d'un centre moteur, probablement celui des mouvements des membres inférieurs, fait admis par Charcot, qui regarde toute lésion du lobule paracentral comme devant déterminer une paralysie des membres inférieurs.

CORNIL. Note sur les lésions des nerfs et des muscles liées à la contracture tardive et permanente des membres dans les hémiplégies (*Soc. biol.*, 1863). — BOUCHARD. Des dégénérescences secondaires de la moelle épinière (*Arch. gén. de méd.*, 1866). — VULPIAN. *Loc. cit.*, et note à l'Acad. des sciences (févr. 1872). — CHARCOT. Lésions sur les maladies du système nerveux, 1874. — PITRES. Des dégénérescences secondaires de la moelle épinière dans les cas de lésions corticales du cerveau (*Soc. de biol.*, oct. 1876). — CARRIEU. Dégénérescences secondaires de cause spinale (Th. Montpellier, 1876). BULFALINI ET ROSSI. Atrophie de la moelle après la section des racines nerveuses (analyse, *Arch. de phys.*, 1876). — HAYEM. Examen de la moelle dans un cas d'amputation du poignet (*Soc. anat.*, 1876). — SÉGUIN. Myelitis of the anterior horns or spinal paralysis of the adult and child. New-York, 1877. — DÉJERINE ET MAYOR. Note sur les altérations de la moelle épinière et les nerfs du moignon des amputés d'ancienne date (*Soc. biol.*, juillet 1878). — ISSARTIER. Des dégénérescences secondaires de la moelle épinière consécutives aux lésions de la substance corticale du cerveau (Th. Paris, 1878. — BRISSAUD (E.). De l'atrophie musculaire dans l'hémiplégie (*Rev. mens.*, *Soc. biol.*, 1879). — TALAMON. Des lésions du système nerveux d'origine périphérique (*Rev. mens. de méd. et de chir.*, 1879)

ORIGINE APPARENTE DES NERFS A LA FACE INFÉRIEURE DE L'ENCÉPHALE

DISPOSITION GÉNÉRALE

La tête est divisée en deux parties inégales, par une coupe des téguments et des parois osseuses, allant de la bosse frontale moyenne à la ligne courbe inférieure de l'occipital.

La dure-mère sectionnée au contour, la masse encéphalique est soulevée avec précaution pour couper, en suivant l'écartement produit, le bulbe, les nerfs le plus près possible des trous de la paroi osseuse, la tente du cervelet le long du bord supérieur du rocher; dégagée ensuite de la base du crâne et renversée dans la voûte crânienne. — L'encéphale, comprenant le cerveau, le cervelet, l'isthme de l'encéphale et le bulbe rachidien, est vu par sa base, où est située l'origine apparente des différents nerfs issus de l'intérieur du crâne.

PLAN BASILAIRE

Le cerveau, vu par le plan basilaire, présente, en avant, la face inférieure concave du lobe frontal ou lobule orbitaire, en rapport, en arrière, avec le lobe temporo-sphénoïdal, qui se confond avec la face inférieure du lobe occipital, recouverte en partie par le cervelet, dont la sépare la tente du cervelet. Entre les deux hémisphères, est la protubérance annulaire ou pont de Varole, les pédoncules cérébelleux moyens, la pyramide antérieure, le bulbe rachidien, le collet du bulbe, et le sillon médian antérieur du bulbe.

NERFS CRÂNIENS OU ENCÉPHALIQUES

Les nerfs crâniens prennent leur origine sur différentes régions de l'encéphale. Ils sont pairs; chaque branche est placée symétriquement à droite et à gauche de la ligne médiane. Ces paires de nerfs ont une dénomination particulière, ou sont désignées, par ordre numérique, d'après la position qu'elles occupent d'avant en arrière, suivant la classification de Sœmmering généralement adoptée.

La *première paire* est le *nerf olfactif*, nerf de sensibilité spéciale. Son origine apparente est en avant de l'espace perforé antérieur, elle se fait par trois racines : deux blanches et une grise.

Le tronc nerveux, sous la forme d'un prisme aplati, se porte en avant en suivant le bord externe du *gyrus rectus*, et se termine par une extrémité renflée, nommée bulbe, au niveau de la lame criblée de l'ethmoïde, qu'il traverse, pour répandre ses filets à la moitié supérieure des fosses nasales.

En traversant la lame criblée, il se sépare en deux rameaux : l'interne s'épanouit sur la muqueuse de la moitié supérieure de la cloison; l'externe se répand sur la muqueuse de la moitié supérieure de la paroi externe.

Il prend son origine réelle : 1° par sa racine externe, dans la couche optique (Luys); cette racine se jette dans un ganglion, le *ganglion olfactif*, rougeâtre, situé vers le sommet de la corne d'Ammon, à l'ouverture du ventricule latéral, d'où part un groupe de fibres qui forme le *tænia semi-circulaire*, et se termine au *centre antérieur* ou *olfactif* de la couche optique; 2° par sa racine interne, dans un noyau de cellules nerveuses placé en avant du *tuber cinereum;* 3° par sa racine grise, à une petite saillie située à l'extrémité de l'anfractuosité interne du lobe antérieur, formée par la substance grise de la circonvolution.

La *deuxième paire* est le *nerf optique* nerf de sensibilité spéciale. L'origine apparente est aux corps genouillés interne et externe; elle a lieu par deux racines blanches, qui s'unissent pour former la *bandelette optique* et le *chiasma*, par l'entre-croisement des faisceaux *moyens* seulement. Les fibres internes sont commissurales; les fibres internes, non entre-croisées, suivent leur trajet direct.

La racine grise est constituée par une lamelle triangulaire de substance grise, située au-dessous du ventricule moyen en arrière du bec du corps calleux.

Du chiasma, le nerf optique se porte dans le trou optique, traverse la sclérotique et la choroïde, forme la papille et la rétine en s'épanouissant.

L'origine réelle serait au *centre moyen* ou *optique* de la couche optique (Luys). De là, les faisceaux se portent aux tubercules quadrijumeaux (*testes* et *nates*), et aux corps genouillés correspondants; le *tuber cinereum* forme la racine grise.

La *troisième paire* est le *nerf moteur oculaire commun*, nerf moteur. L'origine apparente est formée par un faisceau de filaments insérés sur la face interne des pédoncules cérébraux. Le tronc nerveux se porte en avant et en dehors, traverse le sinus caverneux, l'anneau de Zinn dans la fente sphénoïdale, et se distribue aux muscles de l'orbite, excepté au droit interne et au grand oblique :

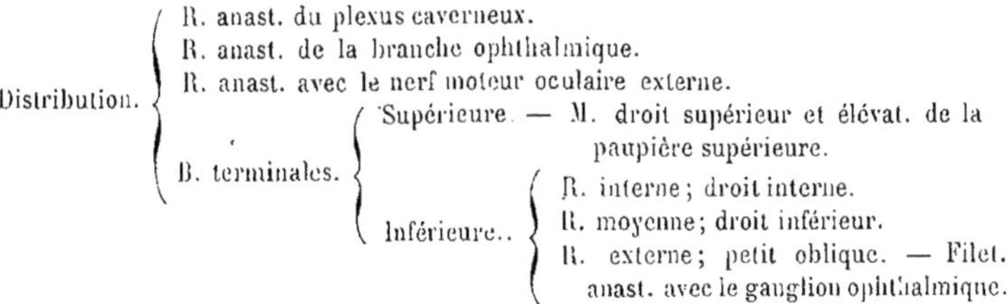
Distribution.
- R. anast. du plexus caverneux.
- R. anast. de la branche ophthalmique.
- R. anast. avec le nerf moteur oculaire externe.
- B. terminales.
  - Supérieure. — M. droit supérieur et élévat. de la paupière supérieure.
  - Inférieure..
    - R. interne; droit interne.
    - R. moyenne; droit inférieur.
    - R. externe; petit oblique. — Filet. anast. avec le ganglion ophthalmique.

L'origine réelle est située dans deux noyaux de cellules placés près du bord antérieur de la protubérance, au-dessous de l'aqueduc de Sylvius, où viennent aboutir les filaments fasciculaires.

La *quatrième paire* est le *nerf pathétique*, nerf moteur. Son origine apparente est vers le sommet de la valvule de Vieussens. De là, ce nerf, très grêle, se porte dans le sinus caverneux, traverse la fente sphénoïdale, en dehors de l'anneau de Zinn, et va se distribuer à un seul muscle de l'orbite, le grand oblique :

Distribution.
- R. anast. à l'ophthalmique.
- R. anast. au lacrymal.
- R. de la tente du cervelet.
- R. terminaux au grand oblique.

L'origine réelle est fournie par deux noyaux de cellules nerveuses placés au-dessous des tubercules quadrijumeaux, de chaque côté de la ligne médiane, où se rendent les fibres nerveuses après leur entre-croisement.

La *cinquième paire* est le *nerf trijumeau*, nerf mixte. Son origine apparente est située sur la protubérance annulaire, à la naissance des pédoncules cérébelleux moyens. La petite racine est motrice; la seconde, plus grosse et plus inférieure, est sensitive. Ces deux racines se confondent en un tronc qui se porte en avant sur le sommet du rocher, où les fibres sensitives forment le *ganglion de Gasser;* ce ganglion fournit trois grandes branches : le nerf ophthalmique, le maxillaire supérieur et le maxillaire inférieur.

Le nerf trijumeau donne la sensibilité à la peau de la face, de la moitié antérieure du cuir chevelu, et aux muqueuses des cavités de la face; se distribue aux glandes contenues dans ces cavités, aux muscles masticateurs, au ventre antérieur du digastrique et au mylo-hyoïdien :

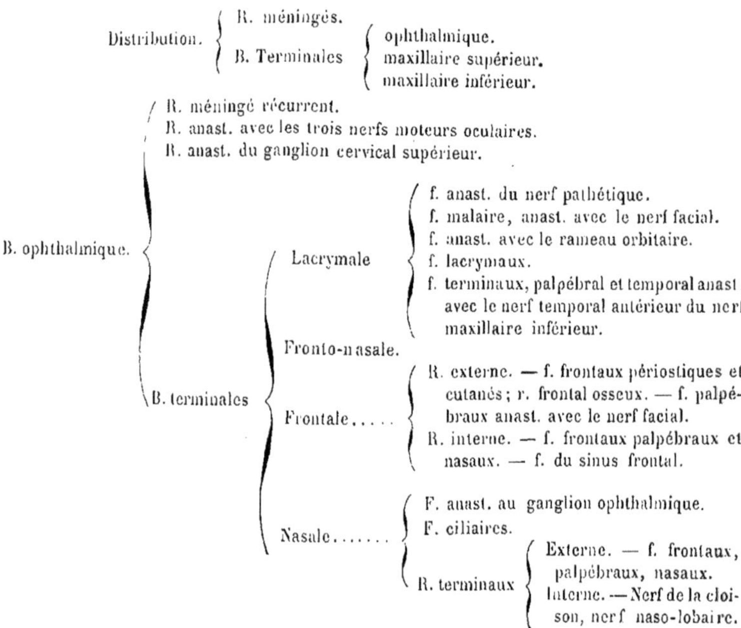

- Distribution.
  - R. méningés.
  - B. Terminales
    - ophthalmique.
    - maxillaire supérieur.
    - maxillaire inférieur.
- B. ophthalmique.
  - R. méningé récurrent.
  - R. anast. avec les trois nerfs moteurs oculaires.
  - R. anast. du ganglion cervical supérieur.
  - B. terminales
    - Lacrymale
      - f. anast. du nerf pathétique.
      - f. malaire, anast. avec le nerf facial.
      - f. anast. avec le rameau orbitaire.
      - f. lacrymaux.
      - f. terminaux, palpébral et temporal anast. avec le nerf temporal antérieur du nerf maxillaire inférieur.
    - Fronto-nasale.
    - Frontale.....
      - R. externe. — f. frontaux périostiques et cutanés; r. frontal osseux. — f. palpébraux anast. avec le nerf facial.
      - R. interne. — f. frontaux palpébraux et nasaux. — f. du sinus frontal.
    - Nasale.......
      - F. anast. au ganglion ophthalmique.
      - F. ciliaires.
      - R. terminaux
        - Externe. — f. frontaux, palpébraux, nasaux.
        - Interne. — Nerf de la cloison, nerf naso-lobaire.

- B. maxillaire supérieur.
  - Au trou maxillaire supérieur. R. orbitaire.
    - R. lacrymo-palpébrale. — R. anast. au nerf lacrymal. — Glande lacrymale et paupière supérieure.
    - B. temporo-malaire.
      - f. malaire. — R. anast. au nerf facial.
      - f. temporal. — R. anast. au temporal profond antérieur.
  - A la fente sphéno-maxillaire.
    - R. anast. au ganglion de Meckel.
    - R. dentaires postérieurs. — Gencives, tissu adipeux, anast. entre eux et avec le nerf dentaire antérieur. — R. du tissu osseux, dents molaires, muq. du sinus maxillaire.
    - R. du plexus ventriculaire.
  - Dans le canal sous-orbitaire.
    - Nerf dentaire anast. avec les nerfs dentaires postérieurs et supérieurs.
    - M. pituitaire, os, dents incisives, canines et première petite molaire.
  - A la face. Nerf sous-orbitaire rayonnant anast. avec le nerf facial.
- B. Maxillaire inférieur.
  - R. externes
    - N. temporal profond
      - R. anast. des nerfs massétérin et buccal.
      - R. anast. avec les filets temporaux superficiels du facial, avec les filets du nerf lacrymal et un filet du nerf sous-orbitaire.
    - N. massétérin......
      - R. temporal profond.
      - R. articulaire.
    - N. buccal..........
      - R. du ptérygoïdien externe.
      - R. temporaux anastomotiques musculaires et cutanés.
      - R. satellites des artères.
      - R. anast. avec le nerf facial et avec le nerf mentonnier.
  - R. moyens
  - R. internes.

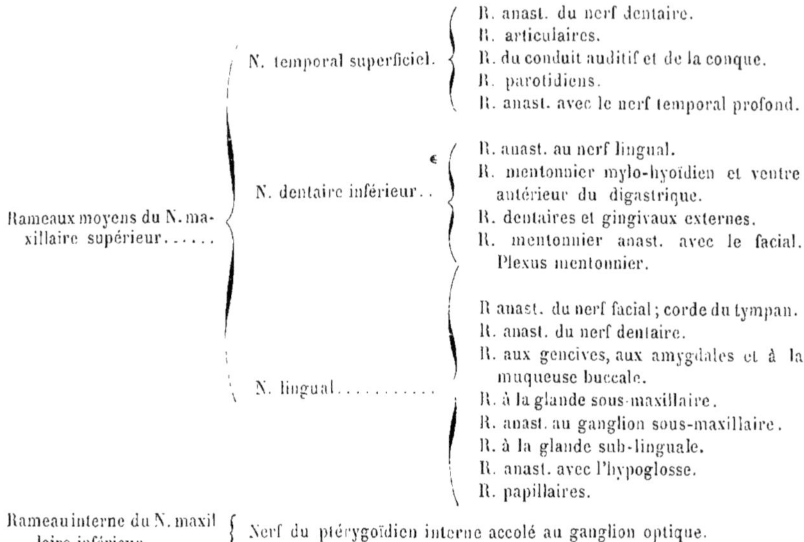

Rameaux moyens du N. maxillaire supérieur......	N. temporal superficiel.	R. anast. du nerf dentaire. R. articulaires. R. du conduit auditif et de la conque. R. parotidiens. R. anast. avec le nerf temporal profond.
	N. dentaire inférieur..	R. anast. au nerf lingual. R. mentonnier mylo-hyoïdien et ventre antérieur du digastrique. R. dentaires et gingivaux externes. R. mentonnier anast. avec le facial. Plexus mentonnier.
	N. lingual...........	R anast. du nerf facial; corde du tympan. R. anast. du nerf dentaire. R. aux gencives, aux amygdales et à la muqueuse buccale. R. à la glande sous-maxillaire. R. anast. au ganglion sous-maxillaire. R. à la glande sub-linguale. R. anast. avec l'hypoglosse. R. papillaires.
Rameau interne du N. maxillaire inférieur........	Nerf du ptérygoïdien interne accolé au ganglion optique.	

L'origine réelle du nerf trijumeau est prise, par la petite racine, racine motrice, dans un groupe de cellules nerveuses, situé sur la ligne médiane de la protubérance. Les fibres de la grande racine, racine sensitive, naissent des cellules nerveuses de la substance grise de la protubérance.

La *sixième paire* est le *nerf moteur oculaire externe*, nerf moteur. Il prend son origine apparente, par deux racines, à la base de la pyramide antérieure. Le tronc nerveux se porte en avant et en dehors, traverse le sinus caverneux, l'anneau de Zinn, dans la fente sphénoïdale, et se distribue au muscle droit interne de l'œil :

Distribution..	R. anast. au ganglion cervical supérieur. R. anast. avec la branche ophthalmique.

L'origine réelle vient de deux noyaux de cellules nerveuses, situés sur la partie moyenne du plancher du quatrième ventricule, de chaque côté de la ligne médiane (Luys).

La *septième paire* est le *nerf facial*, nerf moteur. Il prend son origine apparente par deux racines : l'une, grosse, racine motrice; l'autre, petite, racine sensitive, connue sous le nom de *nerf intermédiaire de Wrisberg*, dans la fossette latérale du bulbe en haut et en dehors de l'olive, près du corps restiforme. De là, ce nerf s'engage dans l'aqueduc de Fallope, fournit, en arrière de l'hiatus de Fallope, le ganglion géniculé, où se termine le nerf de Wrisberg, sort par le trou stylo-mastoïdien, traverse la glande parotide et se divise en deux branches : une supérieure, la *temporo-faciale ;* l'autre inférieure, la *cervico-faciale*. Ces deux branches s'anastomosent pour former le plexus sous-parotidien, qui se distribue à tous les muscles du cou, de la moitié antérieure du cuir chevelu et de la face, excepté aux muscles masticateurs animés par le trijumeau :

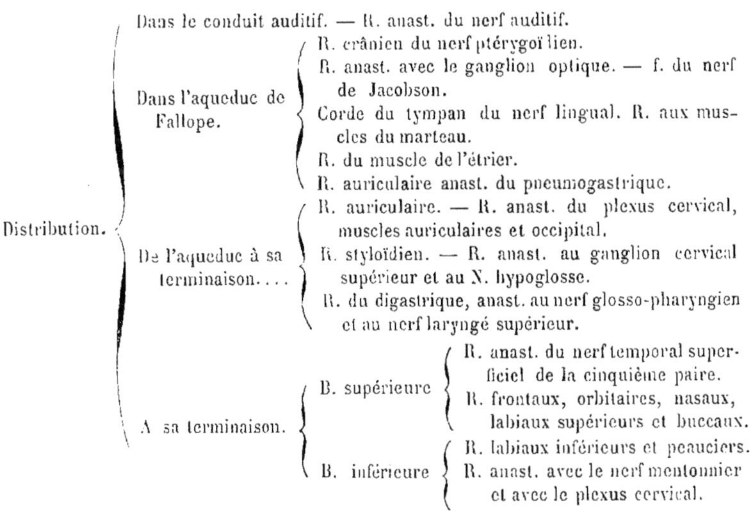

Distribution.
- Dans le conduit auditif. — R. anast. du nerf auditif.
- Dans l'aqueduc de Fallope.
  - R. crânien du nerf ptérygoïdien.
  - R. anast. avec le ganglion optique. — f. du nerf de Jacobson.
  - Corde du tympan du nerf lingual. R. aux muscles du marteau.
  - R. du muscle de l'étrier.
  - R. auriculaire anast. du pneumogastrique.
- De l'aqueduc à sa terminaison....
  - R. auriculaire. — R. anast. du plexus cervical, muscles auriculaires et occipital.
  - R. styloïdien. — R. anast. au ganglion cervical supérieur et au N. hypoglosse.
  - R. du digastrique, anast. au nerf glosso-pharyngien et au nerf laryngé supérieur.
- A sa terminaison.
  - B. supérieure
    - R. anast. du nerf temporal superficiel de la cinquième paire.
    - R. frontaux, orbitaires, nasaux, labiaux supérieurs et buccaux.
  - B. inférieure
    - R. labiaux inférieurs et peauciers.
    - R. anast. avec le nerf mentonnier et avec le plexus cervical.

L'origine réelle est commune aux deux racines, et se fait dans un groupe de cellules nerveuses, placé de chaque côté de la ligne médiane, au niveau du *calamus scriptorius*, unies par des fibres entre-croisées (Luys).

La *huitième paire* est le *nerf auditif* ou *acoustique*, nerf de sensibilité spéciale. Son origine apparente est dans la fossette latérale du bulbe. Le tronc nerveux se porte directement dans le conduit auditif interne, et s'épanouit en plusieurs rameaux dans l'oreille interne :

Distribution.
- R. anast. au nerf facial.
- R. du limaçon.
- R. vestibulaire.
  - R. de l'utricule et des canaux vertical supérieur et horizontal,
  - R. du saccule.
  - R. du canal vertical postérieur.

L'origine réelle est formée par deux racines : l'antérieure naît par un faisceau dans les cellules centrales du bulbe ; le second faisceau irait aboutir au *centre postérieur* ou *acoustique* de la couche optique. La racine postérieure contourne le bord inférieur du pédoncule cérébelleux inférieur, présente un renflement ganglionnaire, le *ganglion acoustique*, d'où partent des fibres qui vont se perdre dans les cellules du plancher du quatrième ventricule, en formant les barbes du *calamus scriptorius*.

La *neuvième paire* est le *nerf glosso-pharyngien*, nerf sensitif. Son origine apparente est au-dessous de l'auditif, entre le faisceau intermédiaire et le corps restiforme, dans le sillon latéral du bulbe, qui se continue en bas avec le sillon collatéral postérieur. Il se dirige en dehors, traverse le trou déchiré postérieur, où il forme le *ganglion d'Andersch;* puis il décrit une courbe à concavité antérieure, et se termine en plexus, *plexus lingual*, dans le tiers postérieur de la muqueuse de la langue :

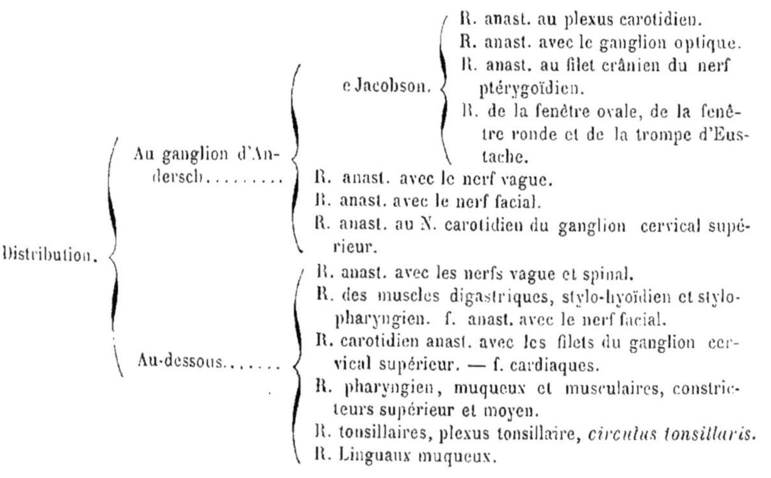

Distribution.
- Au ganglion d'Andersch.........
  - e Jacobson.
    - R. anast. au plexus carotidien.
    - R. anast. avec le ganglion optique.
    - R. anast. au filet crânien du nerf ptérygoïdien.
    - R. de la fenêtre ovale, de la fenêtre ronde et de la trompe d'Eustache.
  - R. anast. avec le nerf vague.
  - R. anast. avec le nerf facial.
  - R. anast. au N. carotidien du ganglion cervical supérieur.
- Au-dessous.......
  - R. anast. avec les nerfs vague et spinal.
  - R. des muscles digastriques, stylo-hyoïdien et stylo-pharyngien. f. anast. avec le nerf facial.
  - R. carotidien anast. avec les filets du ganglion cervical supérieur. — f. cardiaques.
  - R. pharyngien, muqueux et musculaires, constricteurs supérieur et moyen.
  - R. tonsillaires, plexus tonsillaire, *circulus tonsillaris*.
  - R. Linguaux muqueux.

L'origine réelle est prise sous le plancher du quatrième ventricule, dans un groupe de cellules nerveuses, situé de chaque côté de la ligne médiane ; chaque groupe est relié à celui du côté opposé par des fibres entre-croisées.

La *dixième paire* est le *nerf pneumogastrique* ou *nerf vague*, nerf sensitif. Il prend son origine apparente dans le sillon latéral du bulbe, au-dessous du glosso-pharyngien. De là, il se porte en dehors, traverse le trou déchiré postérieur et se distribue au pharynx, au larynx, aux poumons, au cœur, à l'œsophage, à l'estomac, au foie et au plexus solaire :

- Distribution
  - Au trou déchiré postérieur.
    - R. anast. avec le nerf spinal.
    - R. anast. avec le ganglion d'Andersch.
    - R. de la fosse jugulaire, anast. avec le nerf facial. — f. anast. avec le nerf de Jacobson. — f. anast. au R. auriculaire postérieur du nerf facial. R. au conduit auditif externe.
  - A la sortie du trou déchiré.
    - R. anast. avec les nerfs spinal, glosso-pharyngien, hypoglosse, le ganglion cervical supérieur et le plexus cervical.
  - Au cou.
    - R. pharyngien.
      - f. carotidiens.
      - f. anast. avec des f. du glosso-pharyngien.
      - f. anast. avec des f. du ganglion cervical sup.
      - (plexus pharyngien.)
    - R. laryngé supérieur........
      - R. laryngé externe. — Anast. au ganglion cervical supérieur, au nerf cardiaque supérieur. — R. du muscle constricteur inférieur du pharynx, du corps thyroïde et du muscle crico-thyroïdien.
      - R. terminaux.
        - Epiglottiques et linguaux muqueux.
        - Laryngés muqueux, aryténoïdiens anastomotiques.
    - R. cardiaques anast. au nerf cardiaque supérieur et au plexus cardiaque.
  - Dans la poitrine.
    - R. Laryngé inférieur. R. anast. avec les nerfs cardiaques.
    - R. œsophagiens, trachéens. R. du constricteur inférieur du pharynx et des muscles du larynx. — R. anast. avec le R. laryngé supérieur.
    - R. cardiaques au péricarde et au cœur (plexus cardiaque).
    - R. bronchiques (plexus pulmonaire).
    - R. trachéens.
    - R. œsophagiens.
  - Dans l'abdomen..
    - A gauche, R. gastriques antérieurs et hépatiques.
    - A droite, R. gastriques postérieurs, plexus solaire.

L'origine réelle a lieu dans un groupe de cellules, situé sur les parties latérales du plancher du quatrième ventricule. Ces cellules sont unies à celles du côté opposé par des fibres entre-croisées.

La *onzième paire* est le *nerf spinal ou accessoire de Willis*, nerf moteur. Son origine apparente est formée par un grand nombre de racines qui émergent du faisceau latéral du bulbe et du faisceau latéral de la moelle épinière. Les fibres médullaires se réunissent aux fibres bulbaires, traversent le trou déchiré postérieur, et se partagent en deux branches : l'*interne* et l'*externe*, qui animent les muscles du pharynx et du larynx, le sterno-cléido-mastoïdien et le trapèze :

- Distribution.
  - Dans le crâne......
    - R. anast. avec la première paire cervicale. Ganglion d'Huber.
    - R. anast. avec la deuxième paire cervicale.
  - Dans le trou déchiré.
    - Accolement au nerf pneumogastrique, sans anastomose.
  - B. terminale......
    - Anast. au nerf pneumogastrique, nerf pharyngien.
    - Spinale..
      - B. anast. au nerf hypoglosse.
      - R. mastoïdiens anast. avec les 2me 3me 4me 5me paires cervicales.
      - R. trapéziens.

L'origine réelle des fibres bulbaires se fait dans un groupe de cellules nerveuses du bulbe, les fibres médullaires viennent des cellules gélatineuses de la corne postérieure (Luys).

La *douzième paire* est le *nerf grand hypoglosse*, nerf moteur. Son origine apparente se trouve sur la face antérieure du bulbe, dans le sillon intermédiaire aux éminences pyramidales et olivaires. Né d'un bouquet de fibres réunies en deux faisceaux, le tronc se porte en avant, en dehors, traverse le trou condylien antérieur, décrit une courbe à concavité dirigée en avant et en haut, et se distribue aux muscles de la langue, de la région sous-hyoïdienne et au génio-hyoïdien :

- Distribution......
  - R. anast. avec le nerf pneumogastrique.
  - R. anast. au ganglion cervical supérieur.
  - R. anast. des 1re et 2e paires cervicales.
  - R. anast. avec le nerf lingual.
  - B. cervicale descendante anastomotique, petit ram. sus-hyoïdien.
  - R. Linguaux : hyo-glosse, stylo-glosse, génio-glosse et génio-hyoïdien.

L'origine réelle vient d'un groupe de cellules nerveuses, placé de chaque côté de la ligne médiane, vers la partie inférieure du *calamus scriptorius*, unis entre eux par des fibres entre-croisées.

NERFS RACHIDIENS

A quelques millimètres au-dessous du grand hypoglosse et de l'éminence des pyramides antérieures, la moelle épinière présente l'origine apparente des premières paires cervicales des nerfs rachidiens.

CENTRE OVALE DE VIEUSSENS

DISPOSITION GÉNÉRALE

Une coupe horizontale, passant au-dessus de la bosse frontale moyenne et par la protubérance occipitale externe, sépare la voûte, de la base du crâne. La dure-mère est incisée sur les bords de la section des parois osseuses, le cerveau est coupé horizontalement, lobe par lobe, au niveau de la face supérieure du corps calleux, en soulevant légèrement le bord supérieur du sinus du corps calleux. On obtient ainsi une surface plane, ovale, formée au centre par le corps calleux et la substance blanche des deux hémisphères, circonscrite à la périphérie par une bande sinueuse de substance grise, de quelques millimètres d'épaisseur; cette surface est désignée sous le nom de *centre ovale de Vieussens*. Les coupes horizontales faites au-dessus de ce niveau furent appelées par Vicq d'Azyr *petits centres ovales*, connus aujourd'hui plus généralement sous le nom de *centres ovales de Vicq d'Azyr*.

RÉGION CENTRALE — SUBSTANCE CORTICALE

En dedans de la paroi osseuse, apparaît la coupe des circonvolutions de la face convexe, représentée par une bandelette très sinueuse de 2 à 3 millimètres d'épaisseur, d'une teinte grise violacée, dessinant des plis et des replis, qui sont la projection horizontale des circonvolutions, des scissures et des sillons.

Cette bandelette grise est plus large dans les régions postérieures que dans les régions antérieures de l'ovale; les couches les plus superficielles ont une teinte grisâtre, un peu transparente; les couches profondes sont d'un gris jaune rougeâtre, un peu violacé. Cette teinte est à peu près uniforme dans toute l'écorce cérébrale, excepté cependant dans les circonvolutions de l'insula et la corne d'Ammon. Dans l'étage inférieur du lobe occipital, la couche superficielle est séparée de la couche profonde par un petit liséré blanc appelé *ruban de Vicq d'Azyr*. Au point de vue de la constitution histologique, on constate quelques différences régionales, ainsi qu'il résulte des recherches de Betz (de Kiew) sur la texture de la substance grise de chaque circonvolution [1].

La substance grise des circonvolutions est formée par des cellules nerveuses multipolaires de 10 μ à 15 μ de diamètre, des myélocytes, des cylinder axis, de la substance amorphe et des vaisseaux. Sa structure a été partagée en six couches; Meynert [2] n'en décrit que cinq, ainsi rangées : la couche superficielle est constituée par du tissu conjonctif; la seconde couche par une agglomération de petites cellules nerveuses de 10 μ de diamètre; la troisième couche est formée par des cellules nerveuses, de dimension moyenne, variant de 20 μ à 30 μ de diamètre; la quatrième couche ne comprend que des éléments globuleux de 8 μ à 10 μ de diamètre, terminés par de petits prolongements; la cinquième couche est formée exclusivement par des cellules allongées, fusiformes, ramifiées.

La substance amorphe entoure ces divers éléments, qu'unit la névroglie (Virchow), ou *formation épendymaire* (Rokitansky). Entre la troisième et la quatrième couche, existe, à peu près exclusivement dans les régions indiquées comme le siège des centres moteurs (Betz), une espèce particulière de cellules nerveuses décrites par Mierzejewski, appelées *cellules pyramidales géantes* (*Riesenzellen* « cellules géantes »), ayant de 40 μ à 50 μ de diamètre, très analogues aux cellules motrices des cornes antérieures de la moelle épinière.

Ces cellules nerveuses de forme pyramidale ont été aperçues par Malpighi, qui les décrit comme « des glandes ovales aplaties, d'où il sort une fibre blanche nerveuse, de manière que la substance médullaire blanche du cerveau est apparemment un tissu et un assemblage de plusieurs sortes de petites fibres jointes ensemble [3]. » Ces cellules sont dépourvues de membranes. Leur substance fondamentale serait composée, d'après Schultze, par un protoplasma transparent, et des fibrilles, qui lui donneraient un aspect finement granulé par leur altération cadavérique; elle est colorée par un pigment brun, plus ou moins abondant. Ces cellules possèdent un noyau ovalaire et un gros

1. *Centralblatt*, 1874, nos 33 et 38. — 2. *Vom Gehirne der Saugethiere*. *Stricker's Handuch*, t. II, p. 704. — 3. *De la structure des viscères*. Paris, 1687.

nucléole brillant, d'où partent, d'après Frommann, des prolongements qui traversent le noyau pour se rendre aux ramifications de la cellule. Un de ces prolongements, décrit par Deiters, est nommé *prolongement nerveux ;* il se détache sous la forme d'un filament très grêle, qui devient ensuite plus volumineux, pénètre dans la substance blanche sans se ramifier, et s'entoure d'une couche blanchâtre (Koschewnikoff) qui constitue la gaine médullaire ou *myéline*.

Telle est la structure de l'écorce grise cérébrale ; elle n'est pas uniforme dans toutes les régions. Dans les zones inexcitables, les cellules globuleuses et les cellules de dimension moyenne sont en plus grand nombre ; dans les zones motrices, les cellules pyramidales géantes prédominent. Il est remarquable que ces cellules n'existent chez le chien, que dans les points signalés comme le siège d'un centre moteur, et que les régions à cellules globuleuses, comme le lobe occipital, le lobe sphénoïdal, sont plus particulièrement en rapport avec les fonctions de la sensibilité; ces parties sont considérées par beaucoup d'auteurs comme le *sensorium commune*.

Il y a donc tout lieu d'admettre que les cellules globuleuses ont l'évolution de la sensibilité, et que les cellules géantes président à la motricité.

SUBSTANCE MÉDULLAIRE

La substance grise entoure une masse de substance blanche que Vieussens désignait sous le nom de *centre ovale*. Cette masse blanche enveloppe de toutes parts les noyaux centraux opto-striés, situés en dessous du corps calleux, qui occupe le centre de la figure. Le centre ovale s'étend par conséquent des noyaux centraux à la zone corticale.

La substance blanche ou médullaire est constituée par des faisceaux de tubes nerveux réduits au cylinder axis, entourés d'une gaine de substance blanchâtre de nature graisseuse, la *myéline*, qui donne à la masse encéphalique sa couleur blanche. Cette structure fibrillaire, décrite par Malpighi, reconnue par Vieussens, niée par Vicq d'Azyr, rejetée par Chaussier, est aujourd'hui définitivement admise. Ces tubes nerveux sont semblables aux tubes qui composent les nerfs périphériques ; ils naissent des cellules nerveuses des circonvolutions, sous l'aspect de fibres grises, qui se couvrent bientôt de substance blanche, et se portent les uns directement sur des régions spéciales des noyaux centraux (opto-striés) du lobe correspondant ; les autres continuent leur trajet, et se rendent dans le lobe opposé jusqu'aux cellules homologues à celles d'où ils naissent. Enfin un troisième ordre de tubes réunit entre elles deux circonvolutions d'un même hémisphère.

La substance blanche, qui sépare l'écorce cérébrale des noyaux centraux, est donc formée par des fibres nerveuses, qu'on peut partager en deux groupes :

Le premier groupe, appelé *fibres convergentes* [1], *fibres d'irradiation* [2], *système de projection* [3], relie la partie corticale à la substance grise centrale. Il comprend : des *fibres cortico-striées*, se rendant de l'écorce dans le noyau caudé; des *fibres cortico-lenticulaires*, allant de l'écorce dans le noyau lenticulaire; des *fibres cortico-optiques*, qui vont de l'écorce dans la couche optique; des *fibres directes*, qui se portent des circonvolutions dans le pédoncule, sans passer par les noyaux centraux. Le deuxième groupe, nommé *fibres commissurantes* [4], *système d'association* [5], s'étend d'un hémisphère à l'autre, pour unir les parties homologues corticales de chaque hémisphère, ou d'une circonvolution à la base d'une autre circonvolution dans un même hémisphère.

Les fibres commissurantes interhémisphériques forment le corps calleux par leur entre-croisement entre les deux lobes [6]; cette opinion a été discutée par Sténon, Tiedemann et Foville. La séparation des fibres commissurantes et convergentes forme les ventricules latéraux [7]; la cavité digitale est due à la courbe que décrivent les fibres convergentes de la région postérieure; les fibres convergentes de la circonvolution de l'hippocampe et du corps godronné, forment le trigone cérébral et les tractus longitudinaux du corps calleux; l'entre-croisement des fibres commissurantes de ces deux régions affecte en arrière du trigone, et au-dessus du bourrelet du corps calleux, une disposition particulière appelée *lyre*. Les fibres commissurantes des deux lobes sphénoïdaux, formeraient la *commissure blanche antérieure* [8]. Foville la considérait comme la commissure des deux lobules de l'insula.

Les fibres commissurantes intra-hémisphériques s'étendent d'une circonvolution à la base de la circonvolution voisine; ce sont les *fibræ propriæ* [9].

D'autres faisceaux de fibres unissent, au-dessus du corps calleux, le lobe frontal au lobe occipital, c'est le *fasciculus arcuatus;* un faisceau longitudinal se porte du lobe occipital au lobe sphénoïdal, le *fasciculus longitudinalis inferior;* un faisceau vertical relie le lobe frontal au lobe sphénoïdal, le *fasciculus uncinatus.*

Ces divers éléments du cerveau sont unis par une trame de tissu conjonctif, la *névroglie*, qui s'étend jusqu'à la partie inférieure de la moelle.

Jusqu'à ces dernières années, on a eu sur les fonctions du cerveau, que l'on croyait inexcitable et d'une homogénéité fonctionnelle parfaite, des idées fort

1. Luys. — 2. Gratiolet, Leuret. — 3. Meynert. — 4. Luys. — 5. Meynert. — Arnold, Reil, Owen, Luys. — 7. Luys. — 8. Luys. — 9. Meynert, Gratiolet et Leuret.

inexactes. Ainsi Willis pensait que la substance grise, substance cendrée de Vieussens, sécrétait des esprits qui se tassaient au corps calleux, pour se porter ensuite dans toutes les directions suivant les besoins.

C'était à peu près l'opinion émise, quelques années auparavant, par Vieussens dans sa *Nevrographia universalis*. Ackermann (de Heidelberg) plaçait l'âme dans les parois ventriculaires, qui devenaient ainsi le siège de toutes les facultés raisonnables; Lapeyronie la plaçait dans le corps calleux, tandis que Descartes la logeait dans la glande pinéale. Cependant on trouve quelques conceptions très justes, que l'on pourrait considérer comme le germe des connaissances actuelles. Ainsi, Malpighi décrit de petites glandes ovales, aplaties, dans la substance grise, et des tubes blancs dans la substance blanche; Boerhaave admet que chaque nerf a un territoire particulier dans le cerveau. Enfin, au commencement de ce siècle, Bouillaud avance qu'il existe dans le cerveau plusieurs centres de mouvement, ce qui est affirmé, dit-il, par l'observation de paralysies partielles correspondant à une altération locale du cerveau [1], et que, « puisque le siège de la paralysie varie suivant le siège de l'altération cérébrale, il est rigoureusement possible de reconnaître l'un pour l'autre. »

Charcot et Vulpian citent des observations de lésions de parties déterminées de la substance du centre ovale qui ont occasionné des paralysies, tandis que l'altération d'autres régions n'a donné lieu à aucun phénomène bien marqué.

La question sur la diversité des fonctions du cerveau n'était encore réduite qu'à des hypothèses, lorsque parut en 1870 le travail de Fritsch et Hitzig sur l'excitabilité de certaines régions de l'écorce cérébrale, qui eut pour résultat la détermination du siège des divers centres moteurs.

L'étude des rapports de ces centres moteurs avec la substance blanche subjacente se présentait naturellement à la sagacité des physiologistes. Putnam, en 1874, et l'année suivante, Carville et Duret, ensuite Hermann, démontrent, en effet, que l'excitation des faisceaux, en continuité avec la face profonde de la substance corticale des centres moteurs, provoque des mouvements distincts et limités, semblables à ceux qu'aurait produits l'excitation directe des centres moteurs.

Ces physiologistes, après avoir bien déterminé un centre moteur sur le cerveau d'un chien, taillent un lambeau comprenant toute la substance corticale de ce centre moteur. Ils appliquent ensuite l'électrisation sur la surface blanche dénudée; il se produit, avec un courant un peu plus intense, des mouvements tout à fait semblables à ceux que l'excitation du centre moteur provoquait avant

1. *Traité de l'encéphalite*. Paris, 1825, p. 273, 208.

l'expérience. Si on place le lambeau dans la plaie, en lui faisant occuper les rapports qu'il avait avant l'excision, et qu'on applique de nouveau les électrodes, l'excitation demeure sans effet ; il en est de même si l'excitation des fibres blanches subjacentes est faite quelques jours après l'excision ; il survient dans ce cas une dégénérescence descendante ou une sclérose descendante, des faisceaux moteurs et de la moelle [1]; ce qui prouverait que les faisceaux moteurs ont leur centre trophique dans les cellules nerveuses de la substance corticale.

Hughlings Jackson, et plus tard Ferrier, ont prouvé que l'excitation, dans des conditions déterminées, des zones motrices, fait éclater des attaques épileptiformes; les expériences de M. Albertoni [2] montrent, de même, que l'excitation de la substance blanche, subjacente aux zones motrices, provoque des attaques épileptiformes, tout comme l'irritation directe de la substance corticale de ces zones.

Ces diverses expériences, reproduites dans différentes régions de l'écorce cérébrale, dans les deux premières circonvolutions occipitales ou sphénoïdales, ont fourni des résultats négatifs. Il faut en conclure que les faisceaux blancs en rapport avec les zones motrices sont seuls excitables ; que l'application d'un courant électrique sur des faisceaux blancs, subjacents à des régions de la substance corticale inexcitable, reste à l'état latent.

Ces résultats, fournis par la physiologie expérimentale, sont en parfait accord avec les recherches pathologiques.

On a constaté, en effet, que lorsque des lésions cérébrales, relevées dans les autopsies, avaient pour siège un faisceau blanc en rapport avec un centre moteur, les symptômes pendant la vie avaient été nets, bien déterminés, tels que paralysie, convulsion, etc. ; que si l'altération porte sur un faisceau blanc d'une zone corticale inexcitable, les symptômes étaient vagues, mal définis, si légers, si peu apparents, qu'ils n'ont pas attiré l'attention du malade ou du médecin. La lésion est restée en réalité à l'*état latent;* cependant elle peut entraîner, ou provoquer consécutivement et rapidement, des altérations très graves. C'est pour ces raisons qu'on rencontre parfois, dans les autopsies, de vastes abcès du cerveau, des épanchements de sang étendus anciens, qui ne se sont manifestés par aucun accident fâcheux, et qui ont occasionné une mort subite.

1. Vulpian, *Arch. de physiol.*, 1876. — 2. Milan, 1876.

CORPS CALLEUX

Le corps calleux est constitué par les fibres commissurantes interhémisphériques, qui passent directement d'un hémisphère à l'autre, pour unir des parties homologues corticales de chaque hémisphère; ces fibres forment les *tractus transversaux* et les irradiations du corps calleux.

Ses *tractus longitudinaux*, ou *nerfs de Lancisi*, sont formés par les fibres convergentes, qui partent des cellules nerveuses du corps godronné, contournent le bourrelet, se portent, en suivant le plan médian, au-dessus des tractus transversaux, jusqu'au genou du corps calleux, où elles se terminent dans un amas de substance grise, situé à la partie inférieure de la cloison (Luys). On peut cependant les suivre jusqu'au bec du corps calleux, où ces fibres se séparent et se dirigent vers la substance grise des nerfs optiques.

Les fonctions de cette commissure interhémisphérique ne sont pas encore parfaitement déterminées. Les physiologistes, Flourens et Longet, affirment que la lésion expérimentale ne détermine aucun trouble appréciable, tel que paralysie, convulsion, anesthésie, etc.

La pathologie ne fournit pas de renseignements plus instructifs. Ainsi Malinverni rapporte l'observation d'un cas d'absence congénitale du corps calleux chez un homme qui jouissait pendant sa vie de l'intégrité des facultés intellectuelles.

VENTRICULES LATÉRAUX

DISPOSITION GÉNÉRALE

Dans la préparation indiquée à la planche VI, on enlève sur toute la superficie, par une coupe horizontale, une couche de la substance cérébrale de 4 millimètres environ d'épaisseur. Les sinuosités formées par la substance grise changent de dessin; le centre ovale offre alors l'aspect de deux croissants se touchant par leurs angles, entourant une cavité centrale, traversée sur le plan médian par un faisceau de substance blanche.

Ces cavités, situées de chaque côté du plan médian, portent le nom de ventricules latéraux; ils résultent de la séparation des fibres commissurantes et convergentes. Dans l'intérieur de ces cavités, on remarque deux saillies arrondies de substance grise; l'antérieure a la forme d'une larme batavique; sa grosse extrémité ou *tête* est en avant, sa *queue* en arrière et en dehors, c'est le *noyau gris intra-ventriculaire du corps strié* ou *noyau caudé*. La saillie postérieure est ovoïde, un peu aplatie, d'un gris rougeâtre; elle occupe le centre même du cerveau, c'est la *couche optique*, séparée de la couche optique du côté opposé par la cavité du *troisième ventricule* ou *ventricule moyen*.

Au-dessus de ces masses de substance grise, on voit la substance blanche s'étaler en éventail vers la région frontale, la région pariétale et la région occipitale. Cette disposition des faisceaux blancs a été décrite par Reil, sous le nom de *couronne rayonnante*. Le pied de la couronne rayonnante de Reil est toute la substance blanche située sur le bord externe du noyau caudé, comprise entre l'extrémité de la queue et la partie antérieure de la *tête*.

En dessous des fibres pariétales de la couronne rayonnante, c'est-à-dire ne dehors du noyau caudé, on trouve un troisième noyau, le *noyau extra-ventriculaire*, ayant à peu près la forme d'une lentille, ce qui lui a valu le nom de *noyau lenticulaire* que lui a donné Burdach.

Le noyau caudé et la couche optique sont séparés par le sillon intermédiaire recouvert par la *lame cornée*, repli de la membrane séreuse qui tapisse la cavité des ventricules; cette membrane, très mince, appelée épendyme, est doublée par un tissu conjonctif, la névroglie de Virchow. Au-dessous de la lame cornée, est la *veine du corps strié*, qui parcourt toute l'étendue du sillon intermédiaire jusqu'au trou de Monro, où elle forme la principale origine de la veine de Galien. Plus au-dessous, on rencontre le *tænia semi-circularis*, faisceau aplati de fibres longitudinales, étendu d'une extrémité à l'autre du sillon, du ganglion olfactif (Serres), au centre antérieur de la couche optique (Luys). — En arrière de la couche optique, est une saillie blanchâtre, la corne d'Ammon, bordée par le pilier antérieur du trigone, désigné pour ce motif sous le nom de *corps bordant*. Il est recouvert par une bandelette rougeâtre ayant l'aspect d'une grappe (le plexus choroïde), formée par la pie-mère, qui traverse l'ouverture du prolongement sphénoïdal des ventricules latéraux, embrasse la partie postérieure de la couche optique, et se termine au trou de Monro dans la toile choroïdienne.

A ce niveau, la cavité des ventricules latéraux se prolonge en arrière vers le lobe occipital, c'est la *corne postérieure* ou *occipitale*, la *cavité digitale*, *ancyroïde*, ou du *petit hippocampe*, à cause de la petite saillie blanche désignée sous ce nom. Cette cavité est recouverte par une voûte, le forceps major, formée par le corps calleux.

Entre les têtes des deux noyaux intra-ventriculaires, est la section des piliers antérieurs du *trigone cérébral*, ou *voûte à trois piliers*, formé par deux bandelettes (de là le nom de bandelette bigéminée) de fibres commissurantes, issues du grand hippocampe et du corps godronné, adossées sur le plan médian, recourbées ensuite en avant et en bas vers les tubercules mamillaires, où elles se dissocient en plusieurs faisceaux : les uns se jettent dans les tubercules mamillaires, d'autres les contournent, et vont aboutir au corps strié; un troisième groupe récurrent, connu sous le nom de *habenæ*, se rend à la glande pinéale (Luys).

Les piliers antérieurs comprennent entre eux la coupe de l'extrémité supérieure du *septum lucidum* ou *cloison transparente;* c'est une lame verticale de substance grise, qui sépare, sur le plan médian, les deux cavités des ventricules latéraux; dans l'épaisseur de cette lamelle, existe une petite cavité appelée *cinquième ventricule* ou *ventricule de la cloison*.

En avant du *septum lucidum* est la coupe du genou du corps calleux; en arrière, apparaît, entre les deux couches optiques, la section du bourrelet et de la partie médiane du corps calleux.

MASSES GANGLIONNAIRES CENTRALES

DISPOSITION GÉNÉRALE

Une section horizontale des téguments et des parois osseuses sépare la voûte de la base du crâne. La dure-mère incisée, le cerveau est coupé suivant un plan horizontal passant dans la scissure de Sylvius, immédiatement au-dessous du pied des circonvolutions frontale et pariétale ascendantes, au milieu de la racine postérieure du pli courbe, au-dessus du lobule orbitaire. Ce plan aboutit sur la face interne de l'hémisphère, au niveau des couches optiques moyennes.

La calotte crânienne remise en place est ensuite renversée en dehors avec la portion de la masse cérébrale située au-dessus de la coupe.

RÉGION CENTRALE

Les parties contenues dans le ventricule latéral, le noyau caudé et la couche optique, le noyau extra-ventriculaire et la couche de substance blanche qui les sépare, à laquelle ces trois noyaux semblent appendus comme trois grains de raisin à leur axe commun, constituent, par leur ensemble, la *masse ganglionnaire centrale*, ayant une circulation qui lui est propre, indépendante de l'appareil vasculaire de la substance corticale et médullaire. Gratiolet lui a donné le nom de *noyau cérébral*.

Cette masse ganglionnaire centrale est constituée par deux noyaux, le corps strié et la couche optique. De là son nom de corps opto-strié sous lequel on la désigne indifféremment.

La couche optique, *thalamus opticus*, est un renflement ovoïde, un peu aplati, situé de chaque côté du ventricule moyen, en dessous et en arrière du ventricule latéral. Il est très difficile de le séparer des parties contiguës, à cause de ses nombreuses connexions; cet amas gris rougeâtre de substance nerveuse occupe le centre même du cerveau. Il renferme quatre noyaux, faciles à observer, situés à la suite les uns des autres; Luys les a désignés par les noms de *centre antérieur* ou *olfactif*, *centre moyen* ou *optique*, *centre postérieur* ou *auditif*, *centre médian* ou *sensitif*. Ces noyaux ont le volume d'un pois; le centre optique est le plus volumineux; le centre sensitif est le plus petit.

Le centre olfactif a été signalé par Arnold et Vieussens; c'est le *corpus album subrotundum;* il reçoit l'extrémité antérieure du *tœnia semi-circulaire* et la partie antérieure du trigone.

Le centre optique a été décrit par Arnold[1] sous le nom de *nucleus internus*. Situé en arrière du précédent, il est uni par un faisceau de fibres aux racines grises des nerfs optiques, les corps genouillés.

Le centre acoustique occupe la partie postérieure de la couche optique; il reçoit des fibres de la commissure postérieure et des faisceaux qui viennent du lobe antérieur et du lobe postérieur.

Le centre sensitif est situé au centre de la couche optique, en dedans des centres optique et auditif, au-dessus de l'olive supérieure ou *corps de Stilling*, il est probablement l'aboutissant des faisceaux latéraux de la moelle, d'une partie du ruban de Reil, et d'un grand nombre de fibres issues de toutes les régions de la substance corticale. Luys croit que ce noyau pourrait être considéré comme étant en rapport avec les impressions conscientes (tactiles et dolorifères). Schiff admet qu'il est en rapport avec les impressions viscérales.

La couche optique présente, en outre, deux bandelettes de substance grisâtre, cendrée, tapissant l'intérieur du troisième ventricule, en continuité avec la substance grise centrale de la moelle, et un système de fibres rayonnantes, qui mettent en relation ce noyau central avec l'écorce grise des circonvolutions; ce sont les *fibres rayonnantes cortico-optiques*, désignées sous le nom de : 1° *racine antérieure de la couche optique*[2] ; 2° d'*expansion latérale*, et 3° d'*expansion cérébrale optique* ou *des nerfs optiques*[3] , qui se dirigent vers la région postérieure.

Le corps strié est une masse piriforme de substance grise rougeâtre, de peu de consistance, située de chaque côté du *septum lucidum*, s'étendant en dehors et en arrière de la couche optique jusqu'à sa limite postérieure. Une couche de

1. *Icones cerebri et medullæ spinalis*. Turini, 1838. — 2. Vordere Stiel. — 3. Gratiolet.

substance blanche plonge dans sa masse, et le divise en deux segments ; c'est le *geminum centrum semi-circulare* de Vieussens, la *capsule interne* de Burdach. Les deux segments du corps strié constituent : l'un, le *noyau gris intra-ventriculaire du corps strié* ou *noyau caudé* (Burdach), l'autre, le *noyau gris extra-ventriculaire du corps strié* ou *noyau lenticulaire* (Burdach).

Le *noyau caudé* a la forme d'une pyramide, dont la grosse extrémité ou *tête* est en avant et en dedans, et le sommet ou *queue* est dirigé en haut et en arrière. La face supérieure constitue, avec la couche optique, le plancher du ventricule latéral.

Le *noyau lenticulaire* est ovoïde, sur un plan inférieur à celui du noyau caudé et de la couche optique; il s'étend en arrière, aussi loin que l'extrémité postérieure de la couche optique, sa face externe, est en rapport : 1° avec une bandelette de substance blanche qu'on nomme *capsule externe*, très facile à détacher sur des pièces durcies, et 2° médiatement avec l'*avant-mur*, la *substance innominée*, et l'*insula* de Reil.

La *capsule interne* est la masse de substance blanche comprise entre le noyau caudé et le noyau lenticulaire. Elle est formée par deux ordres de fibres : 1° des fibres de la couronne rayonnante, qui plongent entre ces deux ganglions et se terminent dans leurs masses; des fibres qui partent de ces ganglions et se répandent dans la couronne rayonnante[1] ; 2° des fibres directes, qui se portent de l'écorce grise des circonvolutions, dans le pédoncule, sans entrer en connexion avec les noyaux ganglionnaires[2] .

Huguenin considère le premier groupe, qu'il nomme *faisceaux rayonnants*, comme composé : par des fibres qui vont du noyau caudé à la périphérie, *fibres cortico-striées;* par des fibres émanées de la couche optique se dirigeant vers la périphérie, *fibres cortico-optiques;* par des fibres issues du noyau lenticulaire qui se rendent à la périphérie, *fibres cortico-lenticulaires*. Le troisième segment de ce noyau, le *putamen*, envoie des fibres rayonnantes dans le lobe sphénoïdal ; les fibres destinées aux lobes antérieur et pariétal, viennent principalement du bord supérieur du second et du troisième segment.

Le deuxième groupe comprend les *fibres directes* ou *cortico-pédonculaires*. Ces fibres partent du pied du pédoncule et se portent : les unes vers la région antérieure et moyenne du centre ovale, les autres vers la région postérieure. Les premières seraient en rapport avec les mouvements des membres, les autres avec la transmission des impressions sensitives (Charcot).

La capsule interne comprend, en outre, dans sa région lenticulo-strié, des fibres que le pédoncule cérébral envoie dans les noyaux lenticulo-striés[3] : ce sont les *faisceaux pédonculaires indirects*.

1. Luys, Kölliker. — 2. Henle, Broadbent. — 3. Luys, Kölliker, Charcot.

Le pédoncule, en effet, d'abord arrondi, s'aplatit de haut en bas et s'élargit d'avant en arrière, dès qu'il a dépassé le bord externe de la face inférieure de la couche optique. L'étage inférieur, *pes* ou *crusta*, envoie des faisceaux de fibres à la face inférieure du noyau caudé, et au premier segment, *globulus pallidus*, du noyau lenticulaire. De là ces fibres s'épanouissent dans le second et troisième segment, en devenant de plus en plus rares. Cette inégale répartition de ces fibres occasionne la différence de coloration qui caractérise les trois segments du noyau lenticulaire.

Cet étage, seulement, du pédoncule est en rapport avec la capsule interne par les faisceaux pédonculaires directs et indirects ; il est utile de rappeler qu'il est issu en grande partie des pyramides antérieures.

L'étage supérieur du pédoncule cérébral, le *tegmentum*, est séparé de l'étage précédent par le *locus niger* (planche XII, fig. III, 19) ; ces faisceaux de fibres ne font pas partie de la capsule interne, ils se distribuent aux tubercules quadrijumeaux et à la couche optique.

Meynert, cité par Huguenin, décrit dans la région postérieure, ou lenticulo-optique, de la capsule interne, un faisceau de fibres, *direct*, bien distinct, qui se recourbe au niveau du bord inférieur du noyau lenticulaire, se dirige en arrière vers la substance blanche du lobe occipital, où l'on peut aisément le suivre, dans le cerveau de certains singes, jusqu'à la substance grise corticale, tandis qu'il se porte en bas, à travers le pédoncule et la protubérance, dans les pyramides postérieures du bulbe. Meynert pense que ce faisceau est en rapport avec les impressions sensitives.

Le pédoncule cérébral fournit par conséquent, par son étage inférieur : 1° des *fibres indirectes*, qui s'arrêtent dans la capsule interne pour pénétrer dans les noyaux lenticulo-striés ; 2° des *fibres directes*, qui franchissent la région inter-ganglionnaire, s'étalent et s'épanouissent dans tous les sens, vers le lobe frontal, le lobe pariétal, le lobe occipital, prenant part ainsi à la formation de la couronne rayonnante de Reil ; par son étage supérieur, il entre en connexion avec les tubercules quadrijumeaux et la couche optique.

Il est en rapport en dedans, en avant et au-dessus, avec le noyau caudé ; en dedans et en arrière avec la couche optique ; en dehors, et sur un plan un peu inférieur, avec le noyau lenticulaire.

LOCALISATIONS

L'activité fonctionnelle des diverses masses ganglionnaires a été explorée par les physiologistes. La pathologie, de son côté, est venue apporter le contingent de ses observations, propres à éclairer sur le rôle que ces parties peuvent avoir dans la motilité ou la sensibilité générales.

Ainsi l'excitation faradique du corps strié du chien provoque un pleurosthotonos très puissant du côté opposé du corps, la tête touchant la queue, les muscles de la face et du cou étant contractés, et les membres antérieurs et postérieurs dans la flexion forcée. L'action du corps strié est toujours croisée.

La destruction du corps strié détermine l'hémiplégie. Ce ganglion serait donc un centre moteur des muscles, du côté opposé du corps, et principalement des muscles fléchisseurs.

Les électrodes portés sur la couche optique ne produisent aucun effet ; l'irritation électrique du pied de l'hippocampe, de la voûte à trois piliers, n'amène aucun résultat, ce qui semblerait démontrer que ces parties ne jouent aucun rôle dans la motilité, et qu'elles seraient plus probablement en rapport avec la sensibilité.

Les tubercules quadrijumeaux sont très sensibles au stimulant électrique ; l'irritation du tubercule antérieur droit produit la dilatation des deux pupilles, l'extension du tronc et des deux membres. L'excitation du tubercule antérieur gauche donne des résultats semblables du côté opposé du corps ; une excitation plus forte provoque un opisthotonos général. Ces ganglions jouent par conséquent un rôle dans la vision et la contraction des muscles extenseurs de la tête, du tronc et des membres.

Le cervelet paraît insensible aux courants indirects ; cependant l'application prolongée à la partie antérieure des lobes latéraux, amène un nystagmus très prononcé avec la dilatation des pupilles. Chaque lobe coordonne les mouvements des deux yeux ; chaque lobe serait par conséquent un centre coordinateur des muscles des yeux (Ferrier).

Les lésions destructives expérimentales amènent à des résultats conformes à ceux obtenus par l'excitation faradique, ainsi qu'il appert des expériences faites sur des chiens par Carville et Duret, dans le laboratoire de Vulpian, de celles de Hughlings Jackson, de Veyssière, etc.

L'ablation totale ou les lésions partielles du noyau caudé déterminent une hémiplégie temporaire plus ou moins accentuée dans les membres du côté opposé du corps ; la lésion, seule, de la partie inférieure de la capsule interne, donne lieu à une paralysie complète. Si la destruction ou la suppression fonctionnelle porte sur la partie postérieure de la capsule interne, on produit une hémianesthésie croisée. Ferrier considère la couche optique comme probablement en rapport avec la sensibilité.

Les expériences de Nothnagel[1] sur la couche optique indiqueraient, sans le prouver cependant, que ce ganglion est en relation avec la sensibilité inconsciente et le système vaso-moteur. E. Fournié[2] est arrivé a anéantir, à l'aide d'injections interstitielles, telle ou telle catégorie d'impressions sensorielles, suivant que la destruction portait sur tel ou tel noyau de la couche optique; il a pu ainsi anéantir successivement la vision, la sensibilité, l'olfaction, l'ouïe.

Ces résultats, fournis par la physiologie expérimentale, sont en concordance avec les faits cliniques, observés chez l'homme, que l'autopsie a permis d'analyser.

Les altérations des masses ganglionnaires, relevées par l'observation clinique, peuvent avoir pour siège l'ensemble ou des parties limitées de ces régions. Elles se rapportent, le plus fréquemment, à des lésions du système vasculaire central, et plus particulièrement des artères du corps strié, très sujettes à la forme spéciale de sclérose qui produit l'anévrysme miliaire. Lorsque les lésions intéressent les noyaux centraux, presque toujours elles sont limitées à une partie de ces noyaux, c'est-à-dire qu'elles embrassent rarement leur totalité. On rencontre en outre dans les masses centrales des tumeurs et enfin des abcès.

Les observations pathologiques, relatives à une lésion limitée du corps strié, indiquent qu'il existait, pendant un certain temps au moins, une hémiplégie des membres du côté opposé du corps, ou une paraplégie complète permanente, si la lésion portait sur la région antérieure de la capsule interne. Lorsque l'altération occupait la région postérieure de la capsule interne, on a observé une hémianesthésie complète et permanente; cette hémianesthésie n'a été que temporaire dans le cas des lésions circonscrites à la couche optique; généralement les symptômes observés se réduisaient à un trouble de la sensibilité et souvent de la vision.

Les faits cliniques, qui doivent servir à contrôler les données de la physiologie expérimentale, seront rapportés plus loin.

1. *Virchow's Archiv.* Bd. LXII. — 2. *Recherches exp. sur le fonctionnement du cerveau*, 1873, p. 83.

RÉGION DES MASSES CENTRALES

DISPOSITION GÉNÉRALE

M. Pitres, s'inspirant du conseil donné par Vicq d'Azyr, « qu'il vaudrait mieux ne considérer dans la face convexe du cerveau que trois régions, au lieu de plusieurs lobes », mais, se basant surtout sur la différence fonctionnelle qui existe entre les diverses parties du centre ovale, divise l'hémisphère, par deux coupes verticales, en trois régions : l'une antérieure ou *préfrontale*, l'autre moyenne ou *fronto-pariétale*, et la troisième postérieure ou *occipitale*. La première coupe verticale est pratiquée à 5 centimètres en avant du sillon de Rolando et parallèlement à ce sillon; la seconde coupe, parallèle à la première, est faite à 1 centimètre en avant de la scissure perpendiculaire interne; des coupes verticales, parallèles à ces deux premières, sont ensuite pratiquées sur la région fronto-pariétale.

Les coupes représentées par les planches IX, X et XI sont faites d'après la méthode de Pitres, mais sur des points un peu plus rapprochés du centre. La première coupe verticale antérieure (pl. IX) est faite au niveau de l'extrémité postérieure de la première circonvolution frontale, à travers la boucle postérieure de la circonvolution de Broca, allant aboutir au bord antérieur du chiasma. Elle est intermédiaire aux coupes frontale et pédiculo-frontale de Pitres; elle montre l'extrémité la plus antérieure de la *région lenticulo-striée* qu'elle intéresse. La seconde coupe verticale postérieure (pl. XI) est à peu près la coupe pédiculo-pariétale de Pitres. Elle commence sur le lobule pariétal supérieur, au milieu de l'intervalle compris entre la partie terminale de la scissure frontale interne ; et la scissure perpendiculaire interne au bord supérieur, passe par la racine R.P P. C., par le bourrelet du corps calleux, l'extrémité postérieure de la couche optique, au niveau du prolongement sphénoïdal du ventricule latéral.

Une troisième coupe verticale, médiane ou intermédiaire (pl. X), est pratiquée entre l'extrémité supérieure de la scissure de Rolando et la partie terminale de la scissure frontale interne; passe par le pied de la circonvolution pariétale ascendante, et vient aboutir aux tubercules mamillaires. Cette coupe permet de constater la configuration et les rapports des divers éléments que comprend la partie moyenne de la région fronto-pariétale, ou *région lenticulo-optique.*

Ces trois coupes sont faites suivant des points de repère invariables, très faciles à trouver, et d'après une direction parfaitement déterminée. En outre, elles passent dans des zones verticales homologues : ainsi l'antérieure, faite par le pied des circonvolutions frontales, ne présente au contour que la section de circonvolutions frontales; la médiane suit le grand axe de la circonvolution pariétale ascendante; la postérieure est menée par un plan vertical, tangent intérieurement aux limites postérieures des lobules pariétaux.

Le contour de la section comprendra parfois quelque mince lamelle de la zone avoisinante, à cause des coudes prolongés que forment souvent les circonvolutions; mais le peu d'épaisseur et d'étendue de ces parties étrangères pourra les faire négliger, et considérer la coupe comme parfaitement homologue.

Enfin, les coupes antérieure et postérieure marquent la limite des régions antérieure, *préfontale*, et postérieure, *occipitale*, de l'hémisphère, qui sont considérées par les physiologistes comme inexcitables, et dont les lésions de la substance blanche subjacente sont regardées par les pathologistes comme ne devant donner lieu à aucun trouble notable. Elles comprennent entre elles la région *fronto-pariétale*, renfermant la zone corticale excitable, où la physiologie expérimentale a localisé les centres moteurs, et qui contient les noyaux opto-striés dans toute leur étendue. Cette région mérite donc seule une description particulière.

RÉGION ANTÉRIEURE DES MASSES CENTRALES, OU LENTICULO-STRIÉE

La région préfontale est enlevée (pl. IX). Elle laisse à découvert la coupe des circonvolutions, les faisceaux blancs du centre ovale, les noyaux lenticulo-striés. Les nerfs optiques n'ont pas été atteints par la coupe, ainsi qu'une portion des lobes sphénoïdaux, qui reste cachée dans la profondeur des fosses sphénoïdales,

On aperçoit au contour, en dedans des parois osseuses, la coupe des sillons et des circonvolutions[1], représentée par le liséré de substance grise corticale, l'extrémité antérieure des circonvolutions de l'insula de Reil, la substance médullaire, la substance innominée, l'avant-mur qui apparaît seulement à ce niveau, la capsule externe, l'extrémité antérieure du noyau lenticulaire et la tête du noyau caudé, séparés par la capsule interne ; ces deux noyaux ont à peu près le même volume à ce point.

La substance blanche médullaire est divisée en groupes de faisceaux. Le premier groupe, *faisceau frontal supérieur* (*f. s.*), se porte de la première circonvolution frontale à la capsule interne; le second groupe, *faisceau frontal moyen* (*f. m.*), unit la seconde circonvolution frontale aux régions centrales; le troisième groupe, *faisceau frontal inférieur* (*f. i.*), relie la circonvolution de Broca avec la capsule interne. Ces groupes, adossés l'un à l'autre, sont séparés par une ligne fictive partant des scissures frontales supérieure et inférieure ou sourcilière, se dirigeant vers la capsule interne.

Un quatrième groupe, *faisceau orbitaire* (*f. o.*), s'épanouit dans le lobule orbitaire.

Les faisceaux du centre ovale n'avaient reçu jusqu'à présent aucune dénomination, ni subi aucun groupement; la division de Pitres mérite donc d'être adoptée, car elle ne met en usage que des dénominations tirées des rapports anatomiques des segments médullaires avec les parties correspondantes de l'écorce, et permet en outre d'indiquer, d'une manière précise, le siège exact d'une lésion occupant un point quelconque du centre ovale.

RÉGION MOYENNE DES MASSES CENTRALES, OU LENTICULO-OPTIQUE

Cette coupe (pl. X) est destinée à représenter la structure de la partie moyenne de la région fronto-pariétale, et les rapports qui existent entre les divers éléments constituant la masse ganglionnaire centrale.

Au pourtour, en dedans de la paroi osseuse, est la coupe des scissures et des circonvolutions[2], qui entoure la substance médullaire. A la partie centrale, on voit la section du corps calleux du noyau caudé, la région antérieure de la capsule interne, les trois segments du noyau lenticulaire, la section de la couche optique, la capsule externe, l'avant-mur, la substance innominée, la corne sphénoïdale du ventricule latéral et la corne d'Ammon.

1. De 1 à 8, légende explicative. — 2. De 1 à 8, légende explicative.

Comme dans la coupe précédente, le centre ovale est partagé en groupes de faisceaux ainsi dénommés : *faisceau pariétal supérieur* (*p. s.*), *faisceau pariétal moyen* (*p. m.*), *faisceau pariétal inférieur* (*p. i.*). Ils embrassent toute la portion du centre ovale, située au-dessus des ganglions centraux. Le *faisceau pariéto-sphénoïdal* (*p. t.*) se dirige en-dessous de ces ganglions, et se répand dans le lobe temporo-sphénoïdal. Dans cette coupe, le noyau intra-ventriculaire, atteint par la section dans sa portion caudale, est réduit à des dimensions beaucoup plus petites que dans la coupe précédente.

RÉGION POSTÉRIEURE DES MASSES CENTRALES

La région occipitale est enlevée; la partie postérieure de la région fronto-pariétale est ainsi mise en évidence (pl. XI). En dedans de la paroi osseuse, apparaît la courbe sinueuse formée par la coupe des scissures et des circonvolutions [1], la substance blanche subjacente, le corps calleux au bourrelet, la partie terminale de la queue du noyau intra-ventriculaire, le sillon intermédiaire et la lame cornée, le ventricule latéral, le plexus choroïde à sa sortie de la corne sphénoïdale, le pilier postérieur du trigone, l'extrémité postérieure de la couche optique recouverte par les corps genouillés et, sur le plan médian, les tubercules quadrijumeaux.

Suivant le même principe que dans les coupes précédentes, la substance médullaire est divisée en groupes de faisceaux. La scissure interpariétale, prolongée vers le centre, forme deux groupes: l'un supérieur, *faisceau pédiculo-pariétal supérieur* (*p. p. s.*), l'autre en dessous, *faisceau pédiculo-pariétal inférieur* (*p. p. i.*). Un troisième groupe de fibres blanches se distribue dans le lobe sphénoïdal, c'est le *faisceau pédiculo-pariéto-sphénoïdal* ou *faisceau sphénoïdal* (*p. p. t.*).

Dans cette coupe, le noyau lenticulaire n'est plus apparent, ainsi que l'avant-mur. Le noyau intra-ventriculaire est représenté par la portion caudée, décrivant une courbe à concavité antérieure; la couche optique est masquée par les corps genouillés.

1. De 1 à 11, légende explicative

LÉSIONS DES MASSES CENTRALES — EMBOLIES CÉRÉBRALES

Les lésions destructives les plus fréquentes, celles qui dominent toute la pathologie cérébrale, sont sans contredit les lésions du système vasculaire; parmi celles-ci, le rôle prédominant appartient encore aux oblitérations vasculaires par thrombose ou par embolies, qui ont pour effet immédiat l'ischémie, et comme conséquence le ramollissement partiel de la substance cérébrale; viennent ensuite les hémorrhagies occasionnées par les ruptures vasculaires, dues généralement à l'altération connue sous le nom d'*anévrysme miliaire*.

La raison de ce fait matériel, de la fréquence des oblitérations artérielles dans le cerveau et de leur inégale répartition dans toutes les parties du système artériel, doit être rapportée au mode de direction ou d'origine des vaisseaux; à ce double point de vue, il convient d'examiner de nouveau la disposition anatomique de ce système vasculaire.

Le sang arrive à la base de l'encéphale par deux courants parfaitement distincts : l'antérieur vient de la carotide, le postérieur, des vertébrales.

Avant d'établir, au point de vue des embolies cardiaques, un parallèle entre le courant carotidien et le courant vertébral, il est nécessaire d'étudier les faits qui ressortent de l'origine différente des deux artères carotides.

La crosse de l'aorte présente, sur sa *partie latérale* droite, l'embouchure du tronc innominé ou brachio-céphalique, d'où naît la carotide droite, et, au sommet de sa courbe, l'origine de la carotide gauche. De cette disposition, il résulte que l'ondée sanguine s'infléchit à droite pour pénétrer dans le tronc innominé, tandis qu'elle arrive d'*emblée* dans la carotide primitive gauche. Par conséquent, tous les corps solides qu'elle peut entraîner suivront la *direction du courant principal*, et pénétreront plus souvent dans le canal carotidien gauche, que dans le tronc innominé.

On pourrait ajouter que l'intensité du courant est plus grande dans la carotide gauche que dans la carotide droite, et que le volume de la première est plus considérable que celui de la seconde (Broca).

L'artère vertébrale droite prend son origine sur la sous-clavière, après qu'elle a décrit sa courbe; l'artère vertébrale gauche naît du sommet de la courbe de la sous-clavière gauche. Ici encore, un caillot aura plus de facilité à pénétrer dans le système vasculaire *gauche*, mais seulement après avoir échappé au courant carotidien, circonstance qui doit considérablement diminuer le nombre des cas d'embolies des artères vertébrales.

Il faut aussi noter que les artères carotidiennes sont beaucoup plus volumineuses que les artères vertébrales, que ces dernières ne reçoivent l'ondée sanguine qu'indirectement, par l'intermédiaire de la sous-clavière, à gauche, du tronc innominé et de la sous-clavière, à droite. Il en résulte que l'intensité du courant est plus considérable dans les carotides que dans les vertébrales; par conséquent, un caillot lancé par les contractions du cœur aura, d'après les lois de la physique, plus de tendance à s'engager dans le système vasculaire antérieur que dans le système vasculaire postérieur, et plutôt dans les vaisseaux du côté gauche que dans ceux du côté droit.

Les deux systèmes se réunissent à la base du cerveau, en formant le cercle artériel de Willis. Cette disposition offre l'avantage d'assurer les communications, dans le cas où un des gros troncs artériels serait obstrué; c'est pour cette raison que la ligature de l'artère carotide primitive a pu être pratiquée, sans produire les accidents graves qu'elle semblerait déterminer fatalement au premier abord.

Arrivée dans le sinus caverneux, l'artère carotide se divise : en communicante postérieure, qui naît *obliquement;* en cérébrale antérieure, qui se sépare *perpendiculairement;* et en cérébrale moyenne ou sylvienne, qui forme sa *continuation.*

Par conséquent, une embolie, arrivant par la carotide, aura plus de tendance à s'engager dans l'artère sylvienne que dans les deux autres branches, et dans l'artère communicante postérieure plutôt que dans la cérébrale antérieure.

Les artères des noyaux opto-striés se séparent à *angles droits* des trois gros troncs de l'hexagone de Willis, condition défavorable à la pénétration d'une embolie. Si un caillot de petite dimension arrive jusqu'à la bifurcation de la carotide, il se portera plus facilement dans une collatérale de l'artère sylvienne, que dans une artériole du système central. De là découle cette conséquence : que les oblitérations par embolies sont fréquentes dans le système cortical par la sylvienne, et très rares dans les artérioles des noyaux opto-striés.

De la disposition anatomique des vaisseaux, de la direction et de l'intensité du courant sanguin dans chacun de ces systèmes, résulte un ensemble de faits que l'on peut résumer ainsi : 1° l'oblitération des artères du cerveau par embolies est plus fréquente dans le système carotidien que dans le système vertébral; 2° ces lésions occupent plus souvent les vaisseaux du côté gauche que ceux du côté droit et particulièrement la sylvienne gauche, ou une de ses branches, qui forment en quelque sorte un lieu de prédilection; 3° l'obstruction de la cérébrale antérieure est beaucoup plus rare que l'oblitération de la cérébrale postérieure, ou d'une de ses branches; elle est généralement la conséquence de l'occlusion du tronc carotidien près de l'origine de la sylvienne; 4° les embolies ne pénètrent presque jamais dans les artérioles qui se rendent aux noyaux striés; ces vaisseaux ne sont oblitérés que par l'obstruction, dans le cercle de Willis, du tronc principal d'où ils émanent.

Connaissant le territoire de distribution de chacune de ces artères, les fonctions des diverses parties du cerveau qu'elles irriguent, ainsi que les effets d'une embolie, il sera possible, dans un cas d'oblitération artérielle par embolie, de poser le diagnostic de cette lésion et le siège qu'elle occupe.

Le diagnostic régional des lésions centrales présente de grandes difficultés; il n'est guère possible jusqu'à présent de distinguer d'une manière absolue, à des symptômes spéciaux, la lésion limitée d'un seul ou d'une portion des noyaux opto-striés. Cependant lorsque la lésion occupe une certaine étendue, qu'elle intéresse à la fois tout le territoire des artères lenticulo-striées, ou celui des artères lenticulo-optiques, on pourra la reconnaître à des signes certains.

FAISCEAUX MÉDULLAIRES

Les recherches de la physiologie expérimentale précédemment citées ont établi les fonctions des régions diverses de la masse centrale du cerveau, centre ovale et corps opto-strié. Ces faits ne peuvent être considérés comme acquis à la science, qu'après avoir été contrôlés par les observations cliniques relevées par la pathologie, et sanctionnées par l'analyse nécroscopique. C'est à cette seule condition qu'on devra les enregistrer comme conformes à la réalité des choses. Les observations suivantes, en démontrant cette concordance, serviront à présenter des exemples des lésions limitées, qui peuvent siéger dans les différentes zones de la région fronto-pariétale, représentées par les trois coupes frontale, pariétale et occipitale (pl. IX, X, XI), et des symptômes appréciables que déterminent ces lésions.

Obs. XX. — *Aphasie, pas de paralysie. Lésion de la substance blanche avoisinant la troisième circonvolution du lobe antérieur gauche.* [1] *Résumé.*

Ce malade, en traitement à l'hôpital Saint-Antoine pour une albuminerie, perd subitement l'usage de la parole ; pas de paralysie des membres ou de la face.

1. Dieulafoy, *Gazette des hôpitaux*, 1867.

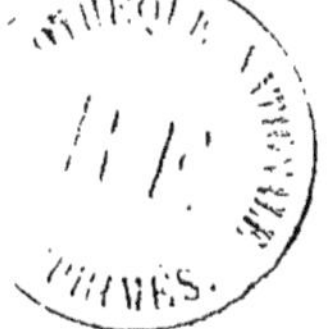

Autopsie. — Rien de particulier à noter à la surface des hémisphères. La coupe verticale du lobe antérieur gauche décèle la présence de deux foyers anciens, transformés en kystes, siégeant dans les confins de la substance blanche, sur un point avoisinant la substance grise de la troisième circonvolution. Le corps opto-strié est sain. (Voy. planche IX, *f. i.*)

Obs. XXI. — *Abcès multiples. Ramollissement du centre ovale. Hémiplégie droite. Aphasie. (Personnelle.) Résumé.*

Un jeune homme de vingt-six ans entre à l'hôpital de Cherchell pour une phthisie. Son état est assez satisfaisant; il se promène, est gai et s'occupe de dessin; à la contre-visite, je trouve le malade assis dans son lit; il ne peut parler, ni remuer le bras droit. L'intelligence est intacte; le visage est inerte, immobile et le regard d'une fixité particulière. Pas de déviation de la face ni de la langue. Sensibilité normale. Le malade répond par *des signes de tête*, et déplace ses membres inférieurs comme on le lui demande. Mort le lendemain, sans délire, sans fièvre, sans contracture.

Autopsie rédigée par le docteur Lazare, médecin aide-major. — Méninges saines. Écoulement de 40 à 50 gr. de pus fétide par l'extrémité antérieure de la première circonvolution frontale gauche; exsudat fibrineux à la base, depuis le chiasma jusqu'à la moelle allongée; plus abondant au niveau de la protubérance; pas de granulations apparentes le long des vaisseaux. Le lobe droit est sain.

Hémisphère gauche. — Substance corticale saine. Sensation de vide au toucher dans toute la région supérieure du lobe frontal. Adhérence des circonvolutions frontales internes avec la partie correspondante de la faux.

Par des coupes successives, on découvre trois abcès enkystés, contenant du pus crémeux, jaune verdâtre, et une masse indurée. Le plus gros de ces kystes a le volume d'une noix, et siège au-dessous de l'extrémité postérieure de la première circonvolution frontale. Les deux autres, du volume d'un haricot, occupent : l'un, le plan vertical, antérieur à la scissure frontale parallèle; l'autre, le plan vertical, postérieur à cette scissure. La masse indurée, du volume d'une amande, est placée dans les faisceaux adjacents à la circonvolution crêtée.

La zone de substance blanche contiguë est ramollie, jaunâtre, et occupe toute la portion du centre ovale, comprise entre le pied de la circonvolution frontale ascendante et l'extrémité antérieure du lobe frontal. La substance grise des circonvolutions frontales internes et de la partie antérieure des circonvolutions de l'insula, sont ramollies et se déchirent facilement. La substance blanche de tout l'hémisphère, jusqu'à l'extrémité occipitale, offre un semis rouge vif, très abondant; les ventricules sont sains. Le corps strié tranche par sa coloration rouge sur celui du côté droit. La toile choroïdienne est d'un rouge vif.

Poumons. — A droite, quelques cavernes vides au sommet. Masses tuberculeuses purulentes au sommet du poumon gauche. Le foie est atteint de dégénérescence amyloïde. La rate est saine. Pas de granulations sur le péritoine et le mésentère.

Obs. XXII. — *Hémiplégie droite. Aphasie persistante. Foyer ocreux siégeant dans la région de l'avant-mur et atteignant le faisceau pédiculo-frontal inférieur du côté gauche*[1]. *Résumé*.

La malade est atteinte d'une hémiplégie complète du côté droit; la sensibilité est intacte; aphasie complète. Elle ne répond que par *teu*, *teu*, *teu*, parfois par le mot *oui*.

Autopsie. — Hémisphère droit sain. La troisième circonvolution frontale paraît saine, sauf dans une étendue de 2 à 3 millimètres, au niveau de la réunion de sa face inférieure avec la circonvolution de l'insula.

Hémisphère gauche : Ependyme flétri dans la moitié antérieure de la paroi externe du ventricule latéral; coloration d'un jaune brunâtre par transparence. Sur une coupe verticale, parallèle à la scissure de Rolando, et passant précisément en avant de la circonvolution frontale ascendante, foyer jaune pâle, en partie celluleux, à direction verticale, ayant décollé complètement le corps strié de la circonvolution de l'insula. Presque linéaire dans son tiers antérieur, à savoir, depuis le point correspondant à la circonvolution frontale ascendante, jusqu'au cul-de-sac antérieur du ventricule latéral, ce foyer coupe entièrement le pied de la troisième circonvolution frontale, et s'étend un peu au delà de la naissance de la deuxième circonvolution frontale. Sclérose descendante du cordon latéral droit de la moelle. (Voy. planche IX, *f. i.*)

Obs. XXIII. — *Paralysie du membre supérieur et du membre inférieur du côté gauche sans paralysie faciale*[2]. *Résumé*.

Abcès intéressant les faisceaux frontaux et pariétaux supérieur et moyen; intégrité des faisceaux frontal et pariétal inférieurs.

Enfant de quinze ans, entré à l'hôpital pour une paralysie complète, flaccide, des deux membres du côté gauche; intégrité absolue des mouvements de la face; sensibilité conservée.

Autopsie. — Hémisphère gauche sain. Dans le centre ovale de l'hémisphère droit se trouve un abcès situé au-dessous de la partie supérieure des circonvolutions frontale et pariétale ascendantes. Cet abcès a détruit les faisceaux frontaux et pariétaux supérieurs et moyens; les faisceaux frontaux et pariétaux inférieurs sont au contraire parfaitement conservés. (Voy. planche IX, *f. s. m.*)

Ces observations démontrent que la lésion du faisceau frontal inférieur du côté gauche détermine l'aphasie, comme la destruction de la substance grise de la troisième circonvolution. Le faisceau de fibres blanches qui se rend à ce centre moteur possède

1. Oulmont, *progrès médical*, 1877, p. 23. — 2. G. Ballet, cité in *Rev. mens.*, 1879.

donc des propriétés fonctionnelles qui lui sont propres et des réactions pathologiques spéciales. Dans le premier cas, la lésion est limitée, le symptôme est simple ; dans le second et le troisième, la lésion est étendue aux parties voisines, le symptôme est multiple, accompagné des signes propres à la lésion des faisceaux voisins.

La quatrième observation montre que la destruction des faisceaux frontaux et pariétaux supérieur et moyen produit la paralysie des membres supérieur et inférieur du côté opposé du corps, sans altération des muscles de la face, qui sont frappés de paralysie dans la lésion isolée des faisceaux frontaux et pariétaux inférieurs.

CAPSULE INTERNE

La région lenticulo-striée présente, en outre des lésions qui intéressent les faisceaux blancs du centre ovale, d'autres lésions non moins importantes à considérer, siégeant dans le tractus blanc, appelé capsule interne, qui plonge entre les deux noyaux, et enfin les altérations de ces noyaux : en dedans, la grosse extrémité ou tête du noyau caudé, en dehors le noyau lenticulaire (planche IX, 16, 17, 18). Quelques observations relatives à ces lésions donneront une idée du siège qu'elles peuvent occuper et des symptômes qu'elles produisent.

Obs. XXIV. — *Hémiplégie droite incomplète. Aphasie persistante. Lésions du centre ovale* [1]. *Résumé.*

M. C... est pris de vertige et tombe sans connaissance; le lendemain, le malade ne peut parler et ne remue la main droite qu'avec peine. Le jugement, l'intelligence sont intacts ; peu à peu la main reprend des forces, mais l'usage de la parole est suspendu.

Autopsie. — Une excavation de 1 à 2 centimètres de diamètre occupe la partie moyenne et postérieure du lobe antérieur gauche, en dehors et en avant du corps strié ; il existe à côté quelques autres petites cavités; le tissu cérébral avoisinant est un peu ramolli.

Obs. XXV. — *Hémiplégie droite. Aphasie. Lésion du centre ovale* [2]. *Résumé.*

Mary S... est paralysée de toute la moitié droite du corps, à la suite d'une attaque d'apoplexie.

1. Gintrac., *Cours théorique et clinique de path. interne et de thérapie médicale*, t. VII, p. 124. — 2. Hogdgson, *The Lancet*, 1866, t. I.

Autopsie. — Hémisphère gauche : Une coupe horizontale, faite à la hauteur du corps calleux, découvre une tache jaunâtre dans la substance blanche, située en dehors du ventricule latéral, entre l'insula de Reil et la corne antérieure du ventricule. Une seconde coupe, au-dessus de la précédente, rencontre une cavité de 1 pouce 1/4 de long pouvant contenir une noix, enveloppée d'une membrane ocreuse. La substance cérébrale qui l'entoure est jaunâtre ; pas de ramollissement appréciable au toucher.

Ces deux exemples montrent que lorsqu'une lésion destructive limitée occupe la partie supérieure et antérieure de la capsule interne, elle peut ne produire qu'une paralysie isolée d'un membre. Une lésion plus étendue, surtout vers la partie inférieure de la capsule interne, entraîne la paralysie du membre supérieur et du membre inférieur ; elle peut intéresser en même temps les muscles de la face : dans ce cas cette paralysie constitue une *hémiplégie complète.*

Cette région est le *lieu d'élection* de l'hémorrhagie intra-cérébrale, consécutive à l'altération des artères lenticulo-striées.

Ces faits s'adaptent aux conclusions précédentes : que la lésion des faisceaux blancs en rapport avec les centres moteurs donne lieu à des paralysies. En effet, ces faisceaux convergent vers le pied de la couronne rayonnante, plongent dans l'espace interganglionnaire, où ils constituent en partie les *faisceaux directs* du pédoncule. Par conséquent, toute lésion qui coupera dans la capsule interne un ou plusieurs groupes de ces faisceaux, devra nécessairement déterminer des paralysies isolées ou simultanées du côté opposé du corps. Il ressort en outre de ces considérations, qu'une lésion destructive de la partie inférieure et antérieure de la capsule interne offrira plus de gravité, parce que la lésion affecte, en même temps que les faisceaux directs, les fibres issues des ganglions lenticulo-striés, c'est-à-dire les *faisceaux indirects.* Elle intercepte alors les relations qui existent entre le pédoncule, les noyaux lenticulo-striés et la substance corticale des régions antérieure et moyenne de l'hémisphère. Par contre, la lésion limitée à un des noyaux présente moins de gravité, puisque les effets de l'autre noyau et de la substance corticale conservent leur intégrité et suppléent à la partie lésée.

Il en résulte que les lésions limitées au territoire d'un des noyaux lenticulaire ou caudé, ne donnent lieu qu'à des symptômes peu accentués ou peu durables, tandis que les lésions de la capsule interne produisent une *hémiplégie* bien nette, partielle ou complète, de longue durée et souvent incurable.

Lorsque le foyer hémorrhagique occupe l'espace compris entre le premier segment du noyau lenticulaire et le pédoncule cérébral (pl. X), il atteint le faisceau de l'orbiculaire palpébral, contenu dans l'anse du noyau lenticulaire, qui forme la couche profonde de l'anse pédonculaire de Gratiolet. Ce rameau naît des lames médullaires verticales du *globulus pallidus* et se dirige vers le bord interne du pédoncule, avec lequel il se confond. Cette lésion se traduit par une paralysie faciale, accompagnée d'un trouble de la motilité des membres du côté correspondant, circonstance très importante pour le diagnostic local et différentiel.

Obs. XXVI. — *Néphrite interstitielle. Hémorrhagie cérébrale. Hémiplégie droite intéressant l'orbiculaire des paupières*[1]. *Résumé.*

Rosalie O..., âgée de trente-huit ans, entre le 12 juin 1879, n° 9 de la salle Sainte-Marie, à l'Hôtel-Dieu. Hémiplégie du côté droit (la paralysie est incomplète), l'orbiculaire est intéressé, la malade ne peut fermer l'œil droit; lorsqu'elle plisse le front, les rides du côté droit sont moins accentuées qu'à gauche. Attaque d'éclampsie; mort le 25 juin.

Autopsie. — Le bulbe rachidien, la protubérance annulaire et le nerf facial paraissent exempts de toute altération. Rien d'anormal dans les pédoncules cérébraux.

Hémisphère gauche : La section par coupes transversales et verticales découvre une cavité due à un foyer hémorrhagique mesurant 3 centimètres verticalement et 2 centimètres 1/2 dans les autres directions. Autour du foyer, la substance cérébrale est ramollie. La lésion occupe à la fois le noyau caudé, la partie antérieure de la capsule interne, le noyau lenticulaire, la capsule externe et l'avant-mur. Elle s'avance ainsi jusqu'au voisinage des circonvolutions de l'insula ; le noyau lenticulaire est ramolli jusqu'à son extrémité antérieure.

Un second foyer, de dimensions moindres que celles du premier, occupe le centre de la partie qui est située immédiatement au-dessous de la deuxième circonvolution frontale.

Obs. XXVII. — *Observation d'Huguenin citée par Hallopeau.*

Une femme, atteinte d'une néphrite interstitielle, est prise brusquement d'une parésie du bras droit en même temps que d'une paralysie faciale incomplète du même côté. La malade ne peut plisser le front, elle ne peut clore les paupières ; les muscles de l'aile du nez ne sont que très légèrement intéressés, ceux de la bouche paraissent intacts ; les jours suivants, la paralysie du bras disparaît, celle de la face persiste seule. On trouve, à l'autopsie, un foyer hémorrhagique du volume d'une noisette, dont une moitié occupe la base du noyau lenticulaire, et l'autre moitié, ainsi que l'anse lenticulaire, la partie adjacente de la couche optique.

1. Hallopeau, *Trajet du faisceau supérieur du facial* (*Rev. mens.*, 1879, p. 940).

CAPSULE EXTERNE

Un autre district des masses centrales peut devenir le siège de différentes lésions, mais principalement de foyers hémorrhagiques, l'hémorhagie cérébrale; c'est la bandelette blanche qui borde la face externe du noyau caudé, et qu'on nomme avant-mur. (Voy. planche X, 17.)

OBS. XXVIII. — *Ancienne hémiplégie gauche permanente avec contracture secondaire. Seconde attaque d'apoplexie sans hémiplégie. Coma; mort. Foyer ocreux au niveau de la capsule externe et de l'avant-mur du côté droit; foyer récent dans les faisceaux sphénoïdaux du côté gauche*[1]. *Résumé.*

Fanfourneau, âgée de cinquante-trois ans, entre à la Salpêtrière (service de M. Charcot) pour une hémiplégie gauche avec contracture secondaire des membres paralysés. Pas d'aphasie, sensibilité conservée.

Autopsie. — A la partie moyenne du pédoncule cérébral du côté droit, on distingue une bande grise de dégénérescence secondaire, qui se prolonge sur la pyramide antérieure droite et dans le cordon latéral gauche de la moelle épinière.

Hémisphère droit : Foyer ocreux situé en dehors du noyau lenticulaire et occupant la place de l'avant-mur.

A sa partie supérieure, ce foyer contourne le bord supérieur du noyau lenticulaire, coupe la capsule interne et le noyau caudé, et vient effleurer l'épendyme ventriculaire au-dessous du tiers antérieur de la couche optique.

Hémisphère gauche : Au-dessous de l'extrémité antérieure des circonvolutions sphénoïdales, entre la substance grise de ces circonvolutions et le corps opto-strié existe un foyer hémorrhagique récent, du volume d'une noix; son extrémité supérieure effilée atteint l'extrémité inférieure de l'avant-mur. Le noyau lenticulaire ne présente aucune altération appréciable.

OBS. XXIX. — *Hémiplégie droite. Aphasie temporaire. Ramollissement à la région de l'avant-mur, remontant jusqu'aux faisceaux pédiculo-frontaux*[2]. *Résumé.*

La nommée Borda, âgée de soixante-cinq ans, entre dans le service de M. Charcot à

1. Pitres, *Lésions du centre ovale*, p. 55. — 2. Pitres, *Lésions du centre ovale*, p. 96.

la Salpêtrière. Hémiplégie droite complète avec contracture secondaire très forte; sensibilité conservée.

Autopsie. — Sur des coupes transversales de l'hémisphère gauche, on trouve un ancien foyer de ramollissement jaune, celluleux, situé en dehors du corps opto-strié. Ce foyer a détruit l'avant-mur, la capsule externe et une partie du noyau lenticulaire. Sur les coupes frontale et pariétale, il s'élève au-dessus des noyaux centraux, en coupant les faisceaux correspondants du centre ovale, au voisinage de leur entrée dans la capsule interne; sur la coupe pédiculo-frontale on voit qu'il a coupé le faisceau pédiculo-frontal inférieur et la moitié inférieure du pédiculo-frontal moyen.

Dégénérescence secondaire très nette dans le pédoncule cérébral, le bulbe et la moelle.

Dans l'interprétation de ces faits, on peut dire que le noyau lenticulaire, refoulé en dedans par l'effort du sang extravasé, a dû, nécessairement, comprimer la région antérieure de la capsule interne; que le foyer hémorrhagique dépassant les limites de la capsule externe, a coupé, dans la première observation, les faisceaux de la capsule interne, et, dans la seconde, le faisceau pédiculo-frontal inférieur et la moitié inférieure du pédiculo-frontal moyen, donnant lieu ainsi à l'aphasie. Enfin, il est à remarquer que la destruction des faisceaux sphénoïdaux n'a déterminé aucun symptôme de paralysie appréciable.

LOBULE PARACENTRAL

Au-dessus et en dedans du corps opto-strié, est un groupe de faisceaux blancs, en rapport avec un département de la surface interne de l'hémisphère, dont la substance corticale, d'après les recherches de Betz, renferme des cellules géantes, appelées aussi cellules motrices : c'est le lobule paracentral. Toute lésion des faisceaux blancs subjacents à cette zone corticale devra se traduire par une paralysie.

L'observation suivante va démontrer l'exactitude des faits posés par l'anatomie et la physiologie.

OBS. XXX. — *Hémiplégie gauche permanente. Contracture secondaire. Épilepsie partielle. Foyer ocreux siégeant dans la substance blanche au-dessous du lobe paracentral*[1]. *Résumé.*

Brunnet, âgée de soixante-cinq ans, est entrée à la Salpêtrière le 6 juin 1875. A la suite

1. Charcot et Pitres, *Rev. mens.*, 1877, p. 442.

d'une attaque d'apoplexie, elle est restée hémiplégique du côté gauche; bientôt les membres paralysés devinrent le siège d'une forte contracture secondaire et de douleurs vives dans les jointures. Mort le 10 octobre 1876.

Autopsie. — Ancien foyer ocreux, du volume d'une grosse amande, siégeant dans le centre ovale, s'étendant du pied de la première circonvolution frontale au pied du lobule pariétal supérieur, en passant au-dessous de l'extrémité supérieure des deux circonvolutions ascendantes.

Sur des coupes transversales on constate :

1° Que ce foyer est situé dans la substance blanche centrale, et que la couche corticale des circonvolutions est partout conservée;

2° Que le lobule paracentral et l'extrémité supérieure des circonvolutions ascendantes sont séparés de leur connexion centrale, et que leur substance grise a été, pour ainsi dire, disséquée par le foyer;

3° Que la substance blanche du pied de la deuxième circonvolution frontale est jaune et légèrement ramollie.

La couche optique est saine. On trouve dans le noyau lenticulaire une petite lacune du volume d'un grain d'avoine. Dans toute la hauteur de la moelle, on constate une teinte grisâtre de la partie postérieure du cordon latéral gauche.

RÉGION POSTÉRIEURE

La région postérieure des masses centrales est mise à découvert par la coupe pédiculo-pariétale, représentée à la planche XI. Le plan de cette coupe montre la portion terminale de la queue du noyau intra-ventriculaire, les corps genouillés qui recouvrent le pulvinar de la couche optique. Le noyau lenticulaire est plus profondément situé; l'avant-mur et les circonvolutions de l'insula ne sont pas apparents.

Le centre ovale est formé par les faisceaux pédiculo-pariétal supérieur (*p. p. s.*), pédiculo pariétal-moyen (*p. p. m.*), pédiculo pariétal-inférieur (*p. p. i.*) et le faisceau sphénoïdal (*p. p. t.*). La lésion de ces faisceaux donne lieu aux mêmes troubles fonctionnels que celle des centres moteurs de la substance corticale, auxquels ils aboutissent.

TIERS POSTÉRIEUR DE LA CAPSULE INTERNE

Un district de cette substance blanche a acquis une grande importance depuis les travaux de M. le professeur Charcot sur l'hémianesthésie cérébrale. C'est la partie la plus postérieure de la couronne rayonnante, qui correspond au tiers postérieur de la capsule interne, compris entre l'extrémité postérieure du noyau lenticulaire et la couche optique. Dans ce carrefour, suivant l'expression de Charcot, passe le *faisceau pédonculaire direct postérieur*, sensitif, décrit par Meynert, qui se porte dans le lobe occipital, et tient sous sa dépendance la sensibilité commune de tout un côté opposé du corps.

Il y a aussi le faisceau de fibres rayonnantes cortico-optiques ou *radiations optiques de Gratiolet*, et, probablement, des fibres provenant du tractus olfatif, des fibres nerveuses entre-croisées, en rapport avec les nerfs auditifs et gustatifs. Toute lésion de cette région, due généralement à une altération des artères lenticulo-optiques, abolira du même coup toutes les voies sensitives et sensorielles, dont la conséquence sera une *hémianesthésie cérébrale*, se distinguant de celle qui résulte d'une lésion de la protubérance ou du pédoncule cérébral, par l'adjonction des troubles de la vision et de l'odorat, reproduisant ainsi les caractères de l'hémianesthésie des hystériques (Charcot). L. Feuillet [1] dit que les sens de la vision et de l'odorat peuvent rester intacts ou être lésés.

Obs. XXXI. — *Hémianesthésie de cause cérébrale* [2]. *Résumé.*

La nommée Pierret, bien portante jusqu'alors, est frappée d'hémiplégie complète du côté gauche du corps et de la face, sans perte de connaissance. La sensibilité est complètement abolie aux membres, au tronc et à la face. Les organes des sens paraissent intacts, ainsi que la vue et l'ouïe. Pas de troubles vaso-moteurs dans les membres paralysés. Mort trois jours après.

Autopsie. — Une coupe de l'hémisphère droit découvre un foyer hémorrhagique du volume d'un œuf de pigeon, occupant tout le noyau lenticulaire du corps strié et la capsule interne, qui n'est altérée qu'à sa partie postérieure ; partout ailleurs elle est comprimée. La couche optique et le noyau caudé sont sains.

COUCHE OPTIQUE

On a vu précédemment que les lésions circonscrites aux noyaux lenticulo-striés se traduisent par les symptômes de l'hémiplégie cérébrale vulgaire ; géné-

1. Thèse de Paris, 1877. — 2. Lépine, Th. d'agrégation, 1875, p. 75.

ralement ces paralysies sont peu accusées et temporaires, parce que ces noyaux ne sont à peu près jamais lésés dans leur totalité, tandis qu'elles sont très accentuées et plus ou moins persistantes, si la lésion porte sur le tractus blanc, compris entre la tête du noyau caudé et l'extrémité antérieure du noyau lenticulaire, qui forme les deux tiers antérieurs de la capsule interne.

Lorsque la lésion intéresse exclusivement le troisième noyau, la couche optique, il n'y a aucun trouble de la motilité, contrairement à l'opinion émise par Serres, Pinel-Granchamp, Foville, etc. Si ce fait est aujourd'hui admis sans conteste, il n'en est pas de même en ce qui concerne les perturbations de la sensibilité générale et les fonctions sensorielles, consécutivement à la destruction isolée de la couche optique.

Luys, se basant sur les données fournies par l'anatomie normale, par la physiologie expérimentale et l'anatomie pathologique, considère toute destruction isolée des couches optiques comme devant amener la disparition ou l'altération de la fonction à laquelle chacun des centres olfactif, optique, auditif et sensitif est spécialement dévolu [1]. Les expériences de Flourens [2], ainsi que celles de Schiff [3], sont en parfaite harmonie avec la théorie de Luys; tandis que Charcot, Vulpian, Türck, etc., admettent que les lésions circonscrites à la couche optique ne donnent lieu à aucun trouble de la sensibilité.

Luys a constaté sur des cerveaux de sourds-muets, dans un cas, une lésion, et dans un autre cas, une dégénérescence amyloïde des centres postérieurs [4]; deux fois, une perte de la sensibilité d'un côté du corps, coïncidant avec la destruction isolée du centre médian du côté opposé. Cet éminent physiologiste cite, à l'appui de son opinion, un certain nombre d'observations consignées dans ses *Recherches sur l'anatomie, la physiologie et la pathologie du système nerveux* [5], entre autres l'observation de Hunter [6] qu'il considère comme « typique » et devant confirmer d'une façon bien manifeste que les impressions sensorielles peuvent être en totalité et successivement détruites, lorsque les deux couches optiques sont simultanément envahies.

Cette interprétation a soulevé la critique de Lussana et Lemoigne [7] qui n'ont pas cru devoir accorder à l'observation de Hunter toute la valeur que lui donne Luys.

Lafforgue [8] controverse les opinions de Luys, et, s'appuyant sur des observations empruntées à Andral, Cruveilhier, ou recueillies dans le service de Charcot

1. *Le cerveau et ses fonctions*, p. 32. Paris, 1876, et *Iconographie des centres nerveux*. — 2. *Recherches expérimentales sur le syst. nerveux*, 2e édit. — 3. *Arch. de physiologie*, 1870. — 4. *Annales des maladies de l'oreille et du larynx*, 1875. — 5. 1865, p. 535 et suivantes. — 6. *Tumeur hématode des couches optiques*. Lallemand, t. II, p. 396. — 7. *Recherches physiol. path.* (*Arch. de physiologie*, 1877). — 8. *Hémianesthésie d'origine cérébrale*, th. Paris, 1877.

et communiquées par Pitres, arrive à ces conclusions : que les lésions destructives de la couche optique, circonscrites à ce noyau, ne donnent jamais lieu à l'hémianesthésie, qui serait dans ce cas le résultat d'une lésion mixte de la couche optique et du faisceau sensitif décrit par Meynert, et contenu dans la partie postérieure de la capsule interne.

OBS. XXXII. — *Hémiplégie droite avec contracture primitive et hémianesthésie temporaire. Foyer ocreux sous-épendymaire siégeant dans la couche optique gauche, au voisinage immédiat des fibres postérieures de la capsule interne*[1]. *Résumé.*

Ey..... (Marie), âgée de soixante-sept ans, a été admise à la Salpêtrière pour des rhumatismes chroniques. Le 9 novembre 1873, elle est prise d'une hémiplégie incomplète du côté droit. La langue est déviée vers la droite, pas de déviation conjuguée des yeux.

La sensibilité est parfaitement conservée dans tout le côté gauche du corps. Examinée méthodiquement du côté droit sur la conjonctive, la face et les membres, on constate une hémianesthésie complète, moins accentuée dans le membre inférieur. Sensibilité à la température totalement abolie; rigidité consécutive des membres supérieur et inférieur.

Le 15 novembre, on n'observe plus qu'un retard dans la sensibilité, des erreurs de lieu, et l'impossibilité de distinguer la nature de l'excitation.

Le 1er décembre, amélioration très notable des troubles de la sensibilité, revenue avec tous ses modes sur la face postérieure du tronc.

Pendant le cours de l'année 1874, les derniers troubles de la sensibilité se dissipent; mais la contracture des membres du côté droit s'est accusée de plus en plus. Mort le 2 janvier 1876.

Autopsie. — La pyramide antérieure du côté gauche est plus petite que celle du côté droit; pas de coloration anormale. Protubérance, pédoncules cérébraux, cervelet parfaitement normaux.

Hémisphère gauche : Une coupe transversale au niveau des couches optiques met en évidence un ancien foyer hémorrhagique du volume d'une noisette, creusé dans la couche optique. La capsule interne est en contact immédiat avec le foyer ; elle est un peu plus mince à ce niveau que du côté opposé, et présente une légère coloration jaunâtre.

L'examen microscopique montre qu'un grand nombre de tubes nerveux sont intacts, mais les gaines lymphatiques périvasculaires sont épaissies et remplies de grosses granulations graisseuses.

Cette observation est remarquable par la coïncidence de l'hémianesthésie avec la période de compression de la portion la plus reculée de la capsule interne, et le

1. Pitres, *Gazette médicale de Paris*, octobre 1876.

retour progressif de la sensibilité avec le retrait du foyer hémorrhagique, malgré la persistance de la lésion dans la couche optique.

OBS. XXXIII. — *Tumeur de la couche optique. Hémiplégie ayant débuté par le membre inférieur* [1]. *Résumé.*

G. J. M..., âgé de dix-neuf ans, entre le 2 avril 1879 dans le service de la Clinique, n° 5.

Vers la fin de l'été 1878, fourmillements dans le pied gauche, avec diminution de la force dans cette partie; extension de ces symptômes à tout le membre inférieur, puis au membre supérieur, et enfin à la face du même côté. Au moment de son entrée dans le service, hémiplégie très prononcée, surtout pour le membre supérieur, qui est flasque et pend le long du tronc, sans que le malade puisse exécuter des mouvements avec les doigts; déviation très marquée de la face à droite; pas de déviation de la langue; un peu d'hébétude; vision intacte; à l'ophthalmoscope, névro-rétinite double.

Autopsie. — Tumeur énorme dans la couche optique.

Malgré le volume de la tumeur, la relation n'indique aucun trouble de la sensibilité. Cette observation est particulièrement remarquable par la marche envahissante de la paralysie, s'étendant du pied à tout le membre inférieur, puis au membre supérieur et à la face.

La couche optique n'ayant aucun lien avec la motilité, la tumeur a dû comprimer tout d'abord le faisceau le plus postérieur des fibres motrices de la capsule interne, où est situé le *faisceau pédonculaire direct antérieur*, moteur, décrit par Meynert, et qui se porte dans les régions antérieure et moyenne de l'hémisphère.

INONDATION VENTRICULAIRE

Un foyer hémorrhagique, même de petite dimension, peut faire irruption dans une cavité ventriculaire. Il survient le plus souvent des symptômes graves, la *contracture précoce*, des *convulsions épileptiformes*. Ces symptômes ne sont pas l'apanage exclusif des inondations ventriculaires, car on les voit apparaître dans certains cas d'hémorrhagies, à foyers fermés, dans la substance du centre ovale, et très fréquemment, dès l'origine d'une hémiplégie corticale.

Ce symptôme n'étant pas constant dans toutes les lésions de la substance corti-

1. Lépine et Jacquin, *Excrétion de l'acide phosph.* (*Rev. mens.*, 1879, p. 963).

cale ou des masses centrales, il importe de rechercher la condition spéciale que possède une lésion cérébrale qui s'accompagne de contracture.

En analysant des observations d'anatomie pathologique, relatives aux lésions cérébrales, on remarque que la contracture primitive est un fait rare dans les cas d'hémiplégies corticales complètes, tandis qu'on la rencontre très fréquemment dans les cas d'hémiplégies corticales partielles ou dissociées, dont elle paraît constituer un caractère individuel dès le début, et pendant une durée variable; ce phénomène n'est pas permanent, il est suivi d'une paralysie flaccide, ou disparaît entièrement, quoique les troubles de la motilité subsistent encore. On peut par conséquent admettre que la contracture primitive ou précoce est le résultat de la persistance de l'action irritative exercée par la lésion, dans un foyer partiel et limité de la zone motrice, qui peut s'éteindre, en laissant une paralysie simple, curable, ou se prolonger jusqu'à l'abolition de la fonction, occasionnant une paralysie permanente incurable, suivie de la contracture secondaire ou tardive.

En suivant la même méthode, c'est-à-dire en comparant les observations de lésions du centre ovale sans contracture, avec celles qui ont donné lieu à ce phénomène, et en analysant les similitudes que celles-ci présentent entre elles, on constate tout d'abord que les lésions siégeant dans la région fronto-pariétale sont seules suivies de contracture.

Parmi ces lésions, les unes restent circonscrites en foyers dans la substance du centre ovale, les autres, au contraire, font irruption dans leur cavité ventriculaire. Dans ce dernier cas, la contracture primitive est une conséquence fréquente, mais non constante. Lorsqu'elle existe, on remarque que la pénétration ventriculaire a eu lieu par la déchirure de la paroi du ventricule, au-dessus du corps opto-strié. Cette contracture a été rapportée à l'irritation exercée par le sang sur la membrane épendymaire ; s'il en était ainsi, elle devrait exister dans tous les cas d'inondation ventriculaire, ou manquer très rarement. Il serait préférable, ainsi que l'admet Pitres, d'attribuer la contracture à l'irritation du corps strié par la déchirure des fibres cortico-striées.

Cette interprétation serait conforme aux expériences de Ferrier, montrant que l'excitation du corps strié provoque une contraction tonique très puissante des muscles du côté opposé du corps, et particulièrement des muscles fléchisseurs, tandis que sa destruction ne donne lieu qu'à une hémiplégie temporaire (Duret, Veyssière), et jamais à la contracture.

Elle donnerait en outre l'explication de la *latence* de certains foyers hémorrhagiques circonscrits dans la substance médullaire, et de la réaction de ceux qui occupent la région située au-dessus du corps opto-strié, avoisinant la paroi ventriculaire, et ont détruit le faisceau fronto-pariétal.

Obs. XXXIV. — *Hémorrhagie du centre ovale. Apoplexie. Contracture puis flaccidité des membres. Autopsie* [1]. *Résumé.*

Gallois, âgée de soixante-huit ans, entrée à la Salpêtrière, perd tout à coup connaissance; on la transporte dans le service de M. Charcot.

Rotation des yeux vers la gauche; contracture des quatre membres, plus marquée dans le membre supérieur droit et dans le membre inférieur gauche. Lorsqu'on les soulève, ils retombent vivement sur le lit comme mus par des ressorts. Quelques mouvements spontanés de la main gauche seulement. — Pouls régulier, 100; temp. rect., 37°,1. — 8 décembre. Stertor; la malade fume la pipe à droite; pas de convulsions, la contracture s'est dissipée et les quatre membres sont en résolution. Temp. plus élevée à droite. Mort le 10.

Autopsie. — Hémisphère droit, 510 grammes. Foyer hémorrhagique ancien sous-épendymaire, du volume d'une petite noisette logée au niveau de la partie moyenne de la couche optique, dans le sillon qui la sépare du corps strié, atteignant la partie moyenne de la capsule interne, qui n'est pas détruite dans toute son épaisseur.

Hémisphère gauche, 610 grammes. Ventricule latéral aplati; sa paroi est refoulée en dedans; pas de sang à l'intérieur. Foyer hémorrhagique rempli de sang fraîchement coagulé dans le centre ovale, commençant en avant, au-dessous de la moitié postérieure des circonvolutions frontales, s'étendant au-dessous des circonvolutions ascendantes, et arrivant, en arrière, jusqu'aux lobules pariétaux. Ces circonvolutions sont séparées de leur connexion centrale.

Après le lavage, poids 510 grammes seulement. Sur des coupes verticales, on constate que le corps opto-strié, l'insula et les circonvolutions sphénoïdales sont tout à fait respectés. Le foyer a détruit tous les faisceaux fronto-pariétaux du centre ovale, sans atteindre les masses grises centrales. Dans le putamen, on trouve un petit foyer ocreux ancien, du volume d'un pois, à parois celluleuses; les autres organes sont sains.

Obs. XXXV. — *Hémorrhagie cérébrale. Pas de contracture* [2]. *Résumé.*

Lalubre (Joséphine), âgée de soixante-deux ans, frappée d'apoplexie le 8 février 1877, est transportée aussitôt à l'hôpital.

Hémiplégie gauche avec flaccidité. Abaissement de la commissure latérale gauche;

1. Pitres, *loc. cit.* — 2. Colson, cité par Pitres, p. 109.

Coma profond, respiration stertoreuse. Mort dans la nuit, sans qu'on ait observé ni contracture ni convulsion.

Autopsie. — Tous les ventricules, ainsi que l'aqueduc de Sylvius, sont pleins de sang fraîchement coagulé. Bulbe et cervelet sains. Petits foyers d'hémorrhagie capillaire dans la protubérance et les pédoncules cérébraux. L'hémisphère cérébral gauche est sain.

Après le lavage, on voit, sur la paroi du ventricule latéral, une large ouverture irrégulièrement arrondie, à bords pulpeux, rougeâtres, située à la partie postérieure du corps opto-strié. Un examen plus attentif montre que cette ouverture occupe la place de la moitié postérieure de la couche optique et de la portion correspondante du noyau caudé. Elle forme un large cratère qui s'enfonce dans la substance du cerveau. On voit, par des coupes, qu'elle se continue à travers la moitié postérieure de la capsule interne et du noyau lenticulaire, jusqu'à un vaste foyer qui occupe la situation la plus ordinaire des foyers hémorrhagiques, c'est-à-dire la région de l'avant-mur et de la capsule externe.

La première observation prouve qu'un épanchement sanguin peut se faire dans le centre ovale et donner lieu à la contracture primitive, sans pénétrer dans les ventricules, mais que dans ces cas ce foyer avait détruit les faisceaux fronto-pariétaux.

La seconde observation démontre qu'une irruption hémorrhagique, dans les ventricules, n'a pas provoqué la contracture primitive, et que la paroi ventriculaire, située au-dessus du corps opto-strié, était intacte.

ZONES LATENTES

Les faits cliniques et les observations anatomo-pathologiques établissent nettement que les lésions de la substance blanche subjacente à certaines zones de l'écorce des hémisphères n'exercent aucune influence sur les mouvements volontaires et ne sont jamais suivies de dégénérescences secondaires de la moelle épinière. Ces faisceaux correspondent à la région préfrontale, y compris le lobule orbitaire ; à la région occipitale, au lobule pariétal inférieur, au lobe sphénoïdal, au lobule de l'insula, au lobule cunéiforme, au lobule carré. On sait en effet que ces zones sont inexcitables, et que les lésions destructives ne se traduisent par aucun trouble de la motilité.

OBS. XXXVI. — *Hémorrhagie cérébrale. Destruction des faisceaux sphénoïdaux. Absence d'hémiplégie*[1]. *Résumé.*

Chancelet, épileptique, entrée à la Salpêtrière (service de M. Charcot) le 4 mai 1843. Morte le 25 septembre 1876 à l'âge de soixante-quatre ans.

Perte subite de connaissance, respiration stertoreuse. Pas de rotation de la tête ni de déviation des yeux; mydriase à gauche. Les deux membres des deux côtés ont également conservé leur tonicité et leur sensibilité. Pas de contracture. Si l'on appelle la malade par son nom, elle répond par un grognement sourd.

Autopsie. — Diploé des os très congestionné. Vaisseaux des méninges gorgés de sang. Hémisphère gauche, 565 grammes; le droit pèse 515 grammes.

Des coupes faites sur l'hémisphère gauche découvrent un foyer hémorrhagique récent, plein de sang humide, incomplètement coagulé, occupant toute la substance blanche du lobe sphénoïdal, jusqu'à l'extrémité supérieure de l'avant-mur. Le corps strié et la couche optique sont sains. Rien d'anormal dans l'hémisphère droit.

Il ressort de cette observation, comme de toutes celles qui sont relatées par la clinique nécroscopique, qu'une lésion isolée des faisceaux sphénoïdaux ne détermine aucun trouble de la motilité. Elles paraissent en outre en opposition avec les résultats des expériences de Ferrier, qui l'ont conduit à localiser le centre des perceptions auditives dans la première circonvolution temporale; le centre des perceptions tactiles dans l'hippocampe, et le centre des perceptions gustatives et olfactives à la partie inférieure du lobe sphénoïdal.

Cette contradiction entre les faits cliniques et ceux de l'expérimentation ne peut être définitivement résolue que par l'analyse attentive des observations pathologiques bien circonstanciées. Les conclusions relatives au siège des centres perceptifs doivent donc demeurer en litige.

1. Pitres, *loc. cit.*, p. 54, 1877.

DISTRIBUTION DES VAISSEAUX SANGUINS

A LA FACE INFÉRIEURE DE L'ENCÉPHALE

DISPOSITION GÉNÉRALE

Une section horizontale divise les téguments et les parois osseuses, suivant un plan passant par la bosse frontale moyenne et la protubérance occipitale externe. Le cerveau, dégagé de la base du crâne et renversé dans la voûte, est vu par sa face inférieure. Le lobe gauche du cervelet est enlevé pour laisser voir la distribution de l'artère cérébrale postérieure; la coupe montre au contour la section du cuir chevelu, des muscles fronto-occipital et temporal, la coupe du crâne et de la dure-mère, les sinus frontaux, la section du sinus longitudinal supérieur au-dessus du pressoir d'Hérophile, les orifices veineux de l'origine antérieure du sinus longitudinal supérieur.

Les lésions artérielles occupent une grande place dans les altérations encéphaliques. L'étude de ces vaisseaux est donc indispensable à connaître pour l'intelligence d'un certain nombre de faits pathologiques qu'on observe dans les maladies cérébrales. Connaissant, en effet, le vaisseau lésé et sa distribution, il sera facile d'en déduire, la configuration et les limites du territoire intéressé; de se rendre compte de la localisation des foyers hémorrhagiques, ischémiques ou apoplectiques; du rôle des oblitérations vasculaires, par thrombose ou embolies, dans le ramollissement cérébral.

ARTÈRES

Le système vasculaire de l'encéphale prend son origine dans le cercle artériel formé à sa base par deux courants sanguins. L'antérieur, ou carotidien, vient de la carotide interne; le postérieur, ou vertébral, naît de la jonction des deux artères vertébrales.

Les deux *artères vertébrales*, issues de la partie supérieure de la sous-clavière, quelquefois de la crosse de l'aorte, ou par deux racines, de l'aorte et de la sous-clavière, donnent naissance, au niveau des éminences pyramidales, à l'*artère cérébelleuse inférieure et postérieure* et à l'artère spinale, qui s'anastomose, sur la ligne médiane de la face antérieure du bulbe, avec celle du côté opposé, pour former l'*artère spinale antérieure.* L'artère spinale postérieure naît à la même hauteur, et descend isolément en suivant le bord du sillon médian postérieur.

Les deux artères vertébrales s'unissent en arrière du nerf moteur oculaire commun. Leur jonction constitue le tronc basilaire; ce tronc fournit l'*artère cérébelleuse antérieure et inférieure*, les *artérioles nourricières* de la protubérance annulaire, et l'*artère cérébelleuse supérieure.* Cette artère contourne le bord antérieur de la protubérance, devient postérieure, pour gagner la face supérieure du cervelet. Ces trois artères cérébelleuses, grêles et flexueuses, se ramifient à la surface du cervelet, sans pénétrer dans les lames ou les lamelles.

A la racine des pédoncules cérébraux, entre les nerfs moteurs oculaires communs, le tronc basilaire se sépare en deux branches, les *cérébrales postérieures.* Ces artères contournent le mésocéphale et se divisent en trois artères.

La première, *art. temporale antérieure*, se rend à la circonvolution du crochet; la deuxième, *art. temporale postérieure*, se porte à la partie inférieure du lobe sphénoïdal et du lobule fusiforme; la troisième, *art. occipitale*, se distribue au lobule lingual, au coin (*oz*), et au lobe occipital proprement dit.

La carotide interne se partage au-dessus du trou optique, dans le sinus caverneux, en quatre branches : 1° La première se dirige en dedans et en avant, vers le genou du corps calleux, c'est la *cérébrale antérieure*, qui irrigue, par ses trois branches, la face inférieure du lobe frontal, et une grande partie de la face interne de l'hémisphère. 2° La seconde branche, fournie par la carotide interne, est la *cérébrale moyenne* ou *sylvienne.* Cette artère s'engage entre le bord antérieur du lobe sphénoïdal et le lobe frontal, pénètre dans la scissure de Sylvius, se divise, au niveau de l'insula, en quatre branches, qui remontent, en suivant les sillons, vers la face convexe du cerveau. Elle fournit, dans la scissure de Sylvius, des *branches récurrentes antérieures,* pour les circonvolutions sous-orbitaires, et une *branche anastomotique,* pour la face inférieure du lobe sphénoïdal. 3° La troisième branche, issue de la carotide interne, moins volumineuse que les deux précédentes, se porte directement en arrière, et va s'anastomoser avec la cérébrale postérieure, c'est la *communicante postérieure.* 4° La quatrième branche, très petite, se porte en arrière, suit le bord interne du lobe sphénoïdal, pénètre dans le ventricule latéral, c'est la *choroïdienne.*

Les artères cérébrales antérieures sont unies, près de leur origine, par une branche anastomotique, courte et de même volume, la *communicante antérieure,* qui complète le polygone artériel formé par le tronc basilaire et les carotides, auquel on a donné le nom d'*hexagone de Willis.*

Ces gros vaisseaux, qui partent des angles antérieurs, latéraux et postérieurs de l'hexagone de Willis, vont irriguer la substance grise des circonvolutions et la région périphérique de la substance blanche médullaire. Ces vaisseaux sont appelés *artères corticales;* la différence de leur territoire de distribution les a fait diviser en *artères corticales proprement dites,* destinées à la substance corticale grise des circonvolutions, et en *artères médullaires,* qui portent le liquide nourricier dans la substance blanche.

SYSTÈME DES ARTÈRES CENTRALES

Le territoire de distribution de chaque tronc artériel est constant. Les artères cheminent dans la profondeur des sillons, se divisent en plusieurs branches, se subdivisent, dans l'épaisseur de la pie-mère, en rameaux qui donnent naissance à un système particulier d'arborisations. Les arborisations ne communiquent pas entre elles, tandis que les rameaux présentent quelquefois des anastomoses avec ceux des territoires voisins. Des ramifications et des arborisations partent de fines artérioles pénicillées, appartenant, d'après la nomenclature de Ch. Robin, à la classe des capillaires, qui pénètrent dans la pulpe encéphalique. Les artérioles qui abordent par le sommet des circonvolutions entrent perpendiculairement; en général, l'une d'elles occupe la ligne médiane, celles du versant sont obliques, tandis que les artérioles du fond du sillon sont de nouveau perpendiculaires.

Sur une coupe perpendiculaire à la surface, on distingue aisément deux sortes d'artères nourricières, les unes sont courtes, les autres sont longues[1]. Celles-ci, après avoir traversé la substance grise, vont se perdre dans la substance blanche, sans atteindre, par leurs terminaisons, l'extrémité des artères centrales, ce sont les *artères longues* ou *médullaires*, qui portent le liquide nourricier à la substance blanche; celles-là, plus courtes et plus fines, se distribuent dans l'épaisseur de la substance grise; quelques-unes atteignent jusqu'à la substance blanche, ce sont les *artères courtes* ou *corticales*.

Les artères courtes se résolvent rapidement en capillaires, qui forment, avec ceux issus des artères longues, les mailles d'un réseau.

Le réseau capillaire des circonvolutions présente les caractères suivants : à la superficie, c'est un réseau d'un millimètre d'épaisseur, à larges mailles quadrangulaires, parallèles à la surface. La zone subjacente, correspondant aux grandes cellules corticales, présente un réseau de 2 millimètres d'épaisseur, à mailles polygonales très fines.

La limite de la substance grise est remplie par un réseau de transitions, d'environ 1 millimètre d'épaisseur, à mailles plus larges que celles de la couche superficielle.

Dans la substance médullaire, les mailles du réseau sont encore plus larges, plus allongées et disposées dans le sens des principaux faisceaux des fibres nerveuses (Duret).

SYSTÈME DES ARTÈRES CENTRALES

Le cercle de Willis fournit, en outre des gros vaisseaux, des artérioles d'un qualibre assez important, variant de un millimètre à un demi-millimètre de diamètre, qui naissent des deux premiers centimètres environ de chacun des trois troncs artériels, et pénètrent perpendiculairement, sans s'anastomoser, dans la substance cérébrale, pour se porter au corps strié ou à la couche optique. Ce sont les *artères centrales* ou des *ganglions centraux*.

Une ligne circulaire, passant à 2 centimètres au dehors de l'hexagone de Willis, limiterait la zone d'origine des artères centrales. Ces vaisseaux sont complètement indépendants les uns des autres; suivant Heubner, les injections poussées par chacune de ces artérioles ne pénètrent que dans des parties parfaitement circonscrites du corps strié ou de la couche optique, et n'atteignent jamais la limite interne des artères corticales. De sorte qu'il existe, dans la sub-

1. Bowmann. Tood.

stance médullaire, une zone qui n'appartient à aucun des deux systèmes vasculaires. Ce terrain est plus particulièrement le siège de certains ramollissements lacunaires séniles centraux.

Les hémorrhagies intra-encéphaliques sont dues presque exclusivement à une rupture de ces vaisseaux.

L'artère cérébrale antérieure artérialise la tête du corps strié et la partie adjacente du noyau lenticulaire[1]. L'artère sylvienne fournit une série d'artérioles; quelques-unes s'élèvent verticalement dans les deux premiers segments du noyau lenticulaire et dans la capsule interne : ce sont les *artères striées internes;* d'autres pénètrent, parallèlement les unes aux autres, dans les trous de l'espace perforé antérieur, s'étalent en éventail sur la surface externe du noyau lenticulaire, s'enfoncent dans l'épaisseur du troisième segment : ce sont les *artères striées externes*, divisées en deux groupes ; un groupe traverse la partie supérieure de la capsule interne, et va se perdre dans la partie antérieure du noyau caudé : ce sont les *artères lenticulo-striées*. Une de ces artères, celle qui se rend à la partie la plus antérieure du noyau caudé, est fréquemment lésée dans les cas d'hémorrhagie cérébrale (Charcot).

L'autre groupe pénètre dans la partie la plus postérieure de la capsule interne, et se distribue dans la partie externe et antérieure de la couche optique : ce sont les *artères lenticulo-optiques*. L'artère cérébrale postérieure, près de son origine au tronc basilaire, envoie : l'*artère optique postérieure interne* à la face interne de la couche optique; l'*artère optique postérieure externe*, qui atteint la partie postérieure de la couche optique, après avoir traversé le pédoncule cérébral.

La première de ces artères peut occasionner des hémorrhagies graves par l'inondation des ventricules; la rupture de la seconde détermine des hémorrhagies qui fusent souvent dans l'épaisseur du pédoncule cérébral. La cérébrale postérieure fournit, en outre, des artères à l'étage supérieur des pédoncules cérébraux et aux tubercules quadrijumeaux. La choroïdienne envoie plusieurs rameaux au premier segment du noyau lenticulaire ; le plus constant traverse la bandelette optique au niveau du pédoncule. L'artère basilaire donne, sur la ligne médiane, des artères qui pénètrent parallèlement les unes autres jusqu'aux parties postérieures. Les artères nourricières du bulbe naissent des artères spinales.

1. Hallopeau, *Comptes rendus de la Soc. de biol.*, 1877.

DISTRIBUTION DES ARTÈRES CAROTIDE INTERNE ET VERTÉBRALE

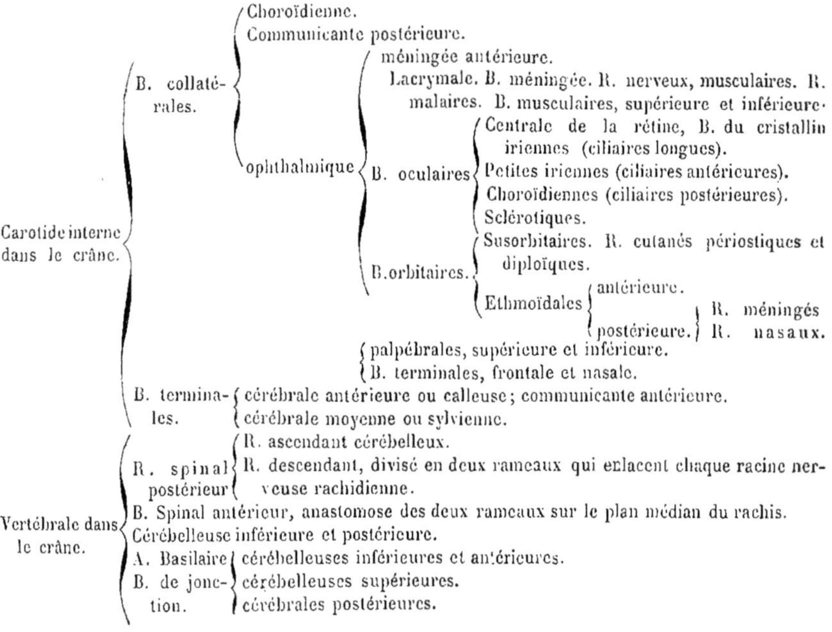

- Carotide interne dans le crâne.
  - B. collatérales.
    - Choroïdienne.
    - Communicante postérieure.
    - ophthalmique
      - méningée antérieure.
      - Lacrymale. B. méningée. R. nerveux, musculaires. R. malaires. B. musculaires, supérieure et inférieure.
      - B. oculaires
        - Centrale de la rétine, B. du cristallin iriennes (ciliaires longues).
        - Petites iriennes (ciliaires antérieures).
        - Choroïdiennes (ciliaires postérieures).
        - Sclérotiques.
      - B. orbitaires.
        - Susorbitaires. R. cutanés périostiques et diploïques.
        - Ethmoïdales
          - antérieure.
          - postérieure.
            - R. méningés
            - R. nasaux.
      - palpébrales, supérieure et inférieure.
      - B. terminales, frontale et nasale.
  - B. terminales.
    - cérébrale antérieure ou calleuse; communicante antérieure.
    - cérébrale moyenne ou sylvienne.
- Vertébrale dans le crâne.
  - R. spinal postérieur
    - R. ascendant cérébelleux.
    - R. descendant, divisé en deux rameaux qui enlacent chaque racine nerveuse rachidienne.
  - B. Spinal antérieur, anastomose des deux rameaux sur le plan médian du rachis.
  - Cérébelleuse inférieure et postérieure.
  - A. Basilaire B. de jonction.
    - cérébelleuses inférieures et antérieures.
    - cérébelleuses supérieures.
    - cérébrales postérieures.

VEINES

Les veines sont divisées comme les artères, en veines corticales et en veines médullaires.

Les veines médullaires n'accompagnent pas les artères correspondantes; elles émergent par les faces latérales des circonvolutions.

Leur diamètre est triple de celui des artères. En traversant la substance grise, elles envoient quelques branches récurrentes dans le réseau capillaire de transition.

Les veines corticales sont moins nombreuses que les artères correspondantes; presque toutes se ramifient, sur les confins de la substance grise et de la substance blanche, dans le réseau de transition. Le retour du sang de la substance grise se fait donc en partie par les branches récurrentes des veines médullaires.

Les veines cérébelleuses moyennes et inférieures se jettent dans les sinus latéraux, pétreux supérieur ou inférieur. Leurs rameaux de formations croisent, dans leur direction, le trajet des artères.

Les veines cérébrales postérieures se rendent dans le sinus latéral. Leurs affluents suivent les directions des artères cérébrales postérieures, et s'anastomosent avec les affluents des veines médianes, par deux grandes veines anastomotiques, établissant une communication entre les veines cérébrales postérieures et les veines médianes, qui suivent, l'une, l'artère cérébrale postérieure, et, l'autre, le bord externe du lobe temporo-sphénoïdal, pour gagner la scissure de Sylvius. La veine cérébrale moyenne se jette dans le sinus caverneux; cette veine est formée par les veines qui suivent assez irrégulièrement les divisions de l'artère du même nom.

La veine cérébrale antérieure se rend dans le sinus caverneux. Elle résulte de l'anastomose des veines issues des circonvolutions sous-orbitaires.

Toutes ces veines sont dépourvues de valvules, ou n'ont que des rudiments valvulaires, incapables de s'opposer au reflux du sang veineux; ce qui explique pourquoi le cerveau se tuméfie dans l'expiration prolongée, tandis qu'il s'affaisse dans l'inspiration.

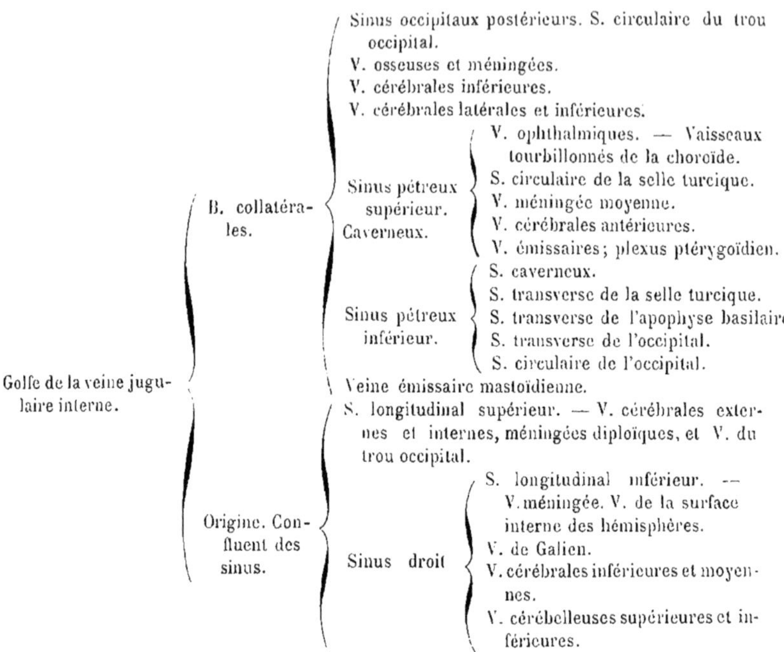

- Golfe de la veine jugulaire interne.
  - B. collatérales.
    - Sinus occipitaux postérieurs. S. circulaire du trou occipital.
    - V. osseuses et méningées.
    - V. cérébrales inférieures.
    - V. cérébrales latérales et inférieures.
    - Sinus pétreux supérieur. Caverneux.
      - V. ophthalmiques. — Vaisseaux tourbillonnés de la choroïde.
      - S. circulaire de la selle turcique.
      - V. méningée moyenne.
      - V. cérébrales antérieures.
      - V. émissaires; plexus ptérygoïdien.
    - Sinus pétreux inférieur.
      - S. caverneux.
      - S. transverse de la selle turcique.
      - S. transverse de l'apophyse basilaire.
      - S. transverse de l'occipital.
      - S. circulaire de l'occipital.
    - Veine émissaire mastoïdienne.
  - Origine. Confluent des sinus.
    - S. longitudinal supérieur. — V. cérébrales externes et internes, méningées diploïques, et V. du trou occipital.
    - Sinus droit
      - S. longitudinal inférieur. — V. méningée. V. de la surface interne des hémisphères.
      - V. de Galien.
      - V. cérébrales inférieures et moyennes.
      - V. cérébelleuses supérieures et inférieures.

Le sinus latéral droit est souvent plus volumineux que le sinus latéral du côté gauche.

DISTRIBUTION DES VAISSEAUX SANGUINS

A LA FACE EXTERNE DE L'ENCÉPHALE

DISPOSITION GÉNÉRALE

La moitié latérale de la tête est séparée par une coupe d'avant en arrière sur le plan médian, depuis la bosse frontale moyenne jusqu'au trou occipital, et rejointe, à ses deux extrémités, par une section horizontale à travers les téguments de la face. Le sinus latéral est détaché de la paroi osseuse; la dure-mère est enlevée.

ARTÈRES

Les artères de la face externe du cerveau sont fournies par l'artère cérébrale moyenne ou sylvienne, et par une branche de l'artère cérébrale antérieure.

Cette face reçoit en outre : 1° des rameaux provenant de la face interne, qui contournent le bord supérieur du cerveau, et vont se distribuer au tiers supérieur des circonvolutions; 2° des rameaux issus des branches terminales de la cérébrale postérieure, qui se répandent sur la région inférieure et postérieure.

Comme pour la face inférieure, les vaisseaux artériels de la face externe proviennent par conséquent de deux courants sanguins : l'antérieur et le moyen sont fournis par la carotide interne, le postérieur par le tronc basilaire.

L'artère cérébrale moyenne irrigue la plus grande partie de la face externe du cerveau. Au niveau de l'insula, dans la scissure de Sylvius, qu'elle parcourt dans toute son étendue, ce qui lui a valu le nom de sylvienne, cette artère se sépare en quatre branches qui remontent, en suivant les sillons, vers la face convexe.

La première branche est l'*artère frontale externe et inférieure*[1], ou de la circonvolution de Broca[2].

Cette artère, née dans la portion transversale de la scissure de Sylvius, se dirige vers la branche verticale de cette scissure, contourne le bord postérieur et supérieur de la racine externe de la seconde circonvolution frontale, et se divise en deux rameaux. L'inférieur se ramifie sur les circonvolutions sourcilières; le supérieur se porte à la circonvolution de Broca, où il donne un petit rameau qui serpente sur le bord du tronçon inférieur de la scissure parallèle frontale.

L'artère cérébrale moyenne ou sylvienne, après avoir franchi le premier coude de la scissure de Sylvius, s'engage dans la portion horizontale de cette scissure, et se partage, au niveau des circonvolutions de l'insula, en trois ou quatre branches qui surgissent à la face convexe entre les bords d'un sillon, et s'infléchissent ensuite dans une direction ascendante ou descendante.

La plus antérieure de ces branches, c'est-à-dire la *deuxième branche* issue de l'artère sylvienne depuis son origine, se place dans la scissure de Rolando qu'elle suit jusqu'au bord supérieur du cerveau. C'est l'artère *pariétale antérieure* de Duret; elle est nommée *artère de la circonvolution frontale ascendante* par Charcot. On pourrait la nommer simplement : *artère frontale ascendante.*

La *troisième branche* s'engage dans la scissure interpariétale qu'elle parcourt jusqu'à sa limite postérieure; elle est appelée par Duret *artère pariétale postérieure*. Charcot lui préfère le nom d'*artère de la circonvolution pariétale ascendante*, qu'on peut désigner sous le nom de : *artère pariétale ascendante.*

La *quatrième branche* émerge à la surface convexe, en contournant la racine postérieure du pli courbe, remonte en suivant le sillon compris entre le pli courbe et les deuxièmes circonvolutions de passage, autrement dit, la portion terminale de la scissure temporale parallèle, donne des rameaux qui se distribuent à la partie postérieure et supérieure de cette région.

Une *cinquième branche* sort de la scissure de Sylvius, un peu en arrière de la circonvolution pariétale ascendante, se recourbe en bas, se creuse un sillon dans la première circonvolution temporale, et s'épanouit sur la région temporo-occipitale externe. Ces deux dernières branches sont appelées *artères pariéto-sphénoïdales;* il serait préférable de nommer la quatrième, *artère pariéto-occipitale*, et la cinquième, *artère temporo-occipitale.*

1. Duret. — 2. Charcot.

La face externe du cerveau reçoit, en outre des branches fournies par l'artère sylvienne, des rameaux issus des trois branches de l'artère cérébrale antérieure. Les plus antérieurs viennent de l'artère frontale interne antérieure et inférieure; ils contournent ou croisent dans leur trajet l'origine de la première circonvolution frontale, gagnent la face convexe, se dirigent les uns d'avant en arrière, les autres de haut en bas, et se ramifient sur le tiers supérieur de cette face externe du lobe frontal. Les rameaux suivants représentent les subdivisions terminales de l'artère frontale interne et moyenne; ils apparaissent au-dessus de la scissure parallèle frontale et dans l'encoche formée par la scissure fronto-pariétale interne. Ils se distribuent à l'extrémité supérieure des deux circonvolutions ascendantes.

L'artère frontale interne et postérieure arrive sur la face convexe, en suivant la scissure perpendiculaire externe. Cette artère se ramifie sur le lobule pariétal supérieur.

L'artère cérébrale postérieure irrigue la face externe du lobe occipital par sa troisième branche, l'artère occipitale. Cette artère donne des rameaux qui contournent le bord supérieur du lobe occipital interne, et le *lobulus extremus* de Ecker.

L'artère cérébale postérieure envoie à la zone temporo-occipitale des rameaux ascendants fournis par sa seconde branche, l'artère temporale postérieure. Ces rameaux surgissent de la face inférieure entre le cerveau et le cervelet, et se répandent sur la portion inférieure de la région temporo-occipitale.

VEINES

Les veines corticales sont moins nombreuses et d'un volume plus considérable que celui des artères correspondantes; le retour du sang se fait par quelques gros troncs veineux qui se jettent dans le sinus longitudinal supérieur, dans la grande veine située dans la scissure de Sylvius, la veine cérébrale moyenne, ou qui se rendent dans le sinus latéral.

Les *branches inférieures* prennent leur origine sur le lobe frontal et dans toute la zone médiane de la face convexe. Elles convergent en un tronc unique, qui va se déverser au fond de la scissure sylvienne, dans la veine cérébrale moyenne.

Les *branches supérieures* naissent sur le tiers supérieur de l'hémisphère et se groupent en quatre ou cinq troncs, qui aboutissent au sinus longitudinal supérieur.

Les branches inférieures et postérieures viennent de la zone temporo-occipitale; elles forment un réseau à grandes mailles, qui se termine par deux ou trois troncs dans le sinus latéral.

LÉSIONS ISCHÉMIQUES

Ces troncs artériels sont les artères nourricières des territoires signalés par la physiologie expérimentale comme le siège des centres moteurs. L'oblitération isolée d'un de ces troncs artériels peut par conséquent produire un ramollissement ischémique limité de la substance corticale, qui est alors remplacée par une plaque jaune, déprimée; cette destruction, partielle ou totale, est suivie de l'abolition fonctionnelle du centre moteur localisé dans ce territoire.

C'est ainsi que dans un cas publié par Charcot dans les n°s 20 et 21 du *Progrès médical*, 1874, l'oblitération de l'artère frontale externe et inférieure avait produit un ramollissement limité à la partie postérieure de la circonvolution de Broca, et donné lieu à l'aphasie, sans trace de paralysie du mouvement ou de la sensibilité.

L'artère sylvienne peut être oblitérée par des thromboses ou des embolies, avant l'origine des collatérales. Il en résulte une hémiplégie complète et intense, par l'entrave apportée à la nutrition des noyaux opto-striés, et de la capsule interne; il peut y avoir de l'anesthésie, par le trouble déterminé dans la nutrition de la partie postérieure de la capsule interne.

Le tronc de la sylvienne peut être obstrué, après avoir fourni les vaisssaux des noyaux opto-striés. En pareil cas, il survient un ramollissement de toute la zone motrice corticale, qui se traduit par une hémiplégie *totale* des membres et de la face, du côté opposé du corps, ainsi que le montre l'observation suivante :

OBS. XXXVII. — *Attaque d'apoplexie. Hémiplégie gauche avec flaccidité des membres paralysés. Ramollissement cortical du domaine de la sylvienne droite* [1]. *Résumé.*

Michel, âgée de soixante-dix-sept ans (admise à la Salpêtrière, service de M. Char-

1. Charcot et Pitres, *Rev. mens.*, 1877, p. 116.

col), est prise, le 7 mars 1876, à trois heures de l'après-midi, d'un violent étourdissement, sans perte complète de connaissance, et s'affaisse sur elle-même; pas de convulsion. Le 8 mars, intelligence très obtuse; cependant la malade comprend ce qu'on lui dit; lorsqu'elle parle, la moitié gauche des lèvres reste immobile; le sillon nasolabial gauche est effacé. Les membres du côté gauche sont paralysés, flaccides; si on les soulève, ils retombent inertes sur le lit; sensibilité conservée. Température, 38,2; pouls, 80.

La pupille droite est plus dilatée que la gauche; l'œil droit est dirigé en avant et le gauche en dedans. Mort, le 9, à une heure du matin.

Autopsie. — Sur les parties latérales de l'hémisphère droit, à l'extrémité inférieure des circonvolutions ascendantes, on remarque un îlot sur les méninges, de couleur jaune rougeâtre, de 6 à 8 centimètres de diamètre; en écartant les deux lèvres de la scissure de Sylvius, on voit que les deuxième et troisième branches méningiennes de l'artère sylvienne sont distendues par un caillot oblitérant, qui naît à 1 centimètre environ au delà de l'origine des artères du corps strié, et se prolonge dans une étendue de 3 centimètres. Les autres branches de la sylvienne sont affaissées, vides et saines.

La couche optique et le corps strié ont la consistance et leur coloration normales.

L'oblitération peut occuper isolément une des branches issues de l'artère sylvienne. Si cette branche alimente une partie de la zone motrice, son obstruction se traduira par une paralysie, sans aphasie, dont l'étendue sera en rapport avec les dimensions du foyer de ramollissement; si l'obstruction ne porte que sur un rameau, le ramollissement sera circonscrit et ne donnera lieu qu'à une monoplégie.

Obs. XXXVIII. — *Ramollissement jaune d'une partie limitée de la surface externe de l'hémisphère droit du cerveau*[1]. *Résumé.*

P..., âgée de cinquante ans, entrée le 30 janvier à l'hôpital temporaire (service de M. Lépine). Cette femme présente des symptômes et des ascendants phthisiques; elle a remarqué que les membres du côté gauche (le membre supérieur surtout) devenaient faibles; sa vue aurait diminué à ce moment vers le milieu de novembre, elle ne peut continuer de travailler à la couture; sa marche n'est pas gênée. Le 29 janvier, étant à table, elle lâcha tout à coup une assiette qu'elle tenait avec la main gauche, et s'aperçut en même temps que son membre inférieur gauche devenait inerte, comme le supérieur.

A son entrée, on constate l'intégrité de l'intelligence; aucun embarras de la parole.

1. Lépine. *oc anat.*, 13 avril 1877.

Le sillon naso-labial et les plis du front sont effacés du côté gauche; la pointe de la langue est déviée à gauche, les pupilles et les paupières sont normales; la paralysie de la motilité du membre supérieur est complète, mais la malade peut soulever un peu le pied gauche; la sensibilité est diminuée à gauche. Le 20 février, on note un peu de rétraction du membre supérieur paralysé, et une atrophie assez notable des muscles de l'avant-bras gauche. Mort le 17 avril, à la suite d'une pleurésie tuberculeuse.

Autopsie. — On constate, sur l'hémisphère droit, l'existence de deux plaques distinctes de ramollissement jaune, reconnaissant toutes deux pour cause l'oblitération athéromateuse de branches de troisième ordre de la sylvienne. L'une, la plus petite, est située sur le pied de la deuxième circonvolution frontale et dans le sillon qui la sépare de la centrale antérieure; l'autre est une vaste plaque occupant les deux tiers inférieurs de la centrale postérieure, sauf dans la partie la plus inférieure, tout le lobule pariétal inférieur et le pli courbe, excepté son extrémité tout à fait postéro-inférieure.

En profondeur, les deux plaques, surtout la dernière, s'étendent dans la substance blanche sous-jacente, mais respectent absolument les noyaux gris. La moitié droite de la protubérance est notablement plus petite que la moitié gauche.

L'oblitération peut siéger à l'origine des branches postérieures de l'artère sylvienne, comme dans l'observation VI. Le ramollissement de la substance corticale, située en arrière de la scissure de Rolando, en sera la conséquence immédiate.

Ces quelques exemples sont suffisants pour faire comprendre le rôle et l'importance des artères nourricières corticales sur le développement des altérations des zones motrices. L'indépendance des lésions des diverses branches artérielles fournies par la sylvienne, l'influence du siège de l'oblitération artérielle sur les phénomènes de motricité, permettent souvent d'établir un diagnostic régional. Lorsque l'ischémie porte sur le tronc de la sylvienne, elle détermine la nécrose de toute la substance grise et de la substance blanche subjacente, irriguée par les branches de cette artère. L'hémiplégie dans ce cas est *totale*, mais aucun caractère différentiel ne permet de la distinguer, au moins au début, de l'hémiplégie centrale vulgaire due à une lésion destructive des noyaux opto-striés.

L'obstruction de l'artère nourricière d'une zone de la substance corticale, faisant partie d'une des régions appelées latentes, devra, d'après les données précédentes, ne déterminer aucun symptôme soit de paralysie, soit de convulsions, etc. L'observation suivante est en effet une preuve de l'absence de troubles fonctionnels dans ces circonstances.

Obs. XXXIX. — *Ramollissement latent du lobule sphéno-occipital*[1]. *Résumé.*

Chemin (Adélaïde), quatre-vingt-un ans, entrée le 30 mai 1873 à la Salpêtrière dans le service de M. Charcot, est tout à fait démente. Elle exécute avec ses membres supérieurs tous les mouvements volontaires; mais reste constamment au lit, dans l'attitude assez habituelle dans la démence sénile. — Mort le 10 mars 1876, sans que jamais on ait constaté de paralysie de la face ou des membres supérieurs.

Autopsie. — Artères de la base très athéromateuses; hémisphère droit sain. A la face inférieure de l'hémisphère gauche, on aperçoit l'artère cérébrale postérieure oblitérée dans une longueur de 3 à 4 centimètres, par une substance blanche nacrée, d'apparence fibroïde. Foyer de ramollissement celluleux, jaunâtre, long de 7 centimètres, large de 3 centimètres, correspondant au champ de distribution de cette artère, ayant détruit les circonvolutions qui forment le plancher de l'étage inférieur du ventricule latéral.

Le corps opto-strié, la protubérance, le bulbe et la moelle sont parfaitement sains.

1. Charcot et Pitres, *loc. cit.*, p. 11.

DISTRIBUTION DES VAISSEAUX SANGUINS

A LA FACE INTERNE DE L'ENCÉPHALE

DISPOSITION GÉNÉRALE

Une coupe verticale divise la tête sur le plan médian et le diamètre antéro-postérieur, de manière à montrer la face interne de l'hémisphère et les rapports des diverses régions centrales de l'encéphale. Le corps calleux, la protubérance annulaire, le bulbe et le lobe médian du cervelet sont coupés suivant le même plan vertical. La faux du cerveau est enlevée pour laisser voir la distribution des artères. Une partie du sinus droit est conservée.

Les faces internes du cerveau reçoivent les vaisseaux nourriciers de leur substance corticale, des deux gros troncs artériels, qui forment l'origine de tout le réseau vasculaire encéphalique : l'artère carotide interne et le tronc basilaire. Cette disposition, relative à la source des vaisseaux artériels, est commune aux trois faces de chaque hémisphère, ainsi qu'aux masses ganglionnaires centrales, qui sont artérialisées par des vaisseaux particuliers, issus de la région antérieure ou de la région postérieure du cercle de Willis. Ces deux systèmes artériels destinés, l'un aux circonvolutions et à la substance blanche sous-jacente, l'autre aux régions centrales, ont une commune origine à la base du cerveau, mais ils ne communiquent pas entre eux à la périphérie, quoiqu'ils aient chacun une direction qui laisse supposer leur rencontre et leur union. C'est une remarque qu'il était utile de rappeler en terminant la circulation des faces du cerveau.

ARTÈRES

La carotide interne envoie à la face interne de l'hémisphère l'*artère cérébrale antérieure;* le tronc basilaire donne une branche de l'*artère cérébrale postérieure.* Le territoire vasculaire de l'artère cérébrale antérieure comprend presque toute la superficie de la face interne. La petite région qu'elle n'atteint pas à l'extrémité pos térieure, est irriguée par la branche issue de la cérébrale postérieure. L'importance de ces deux artères est donc fort inégale, tant au point de vue de l'étendue que des fonctions de la région occupée.

L'artère cérébrale antérieure se porte en avant vers le bec du corps calleux, où elle donne une branche, l'*artère frontale interne et inférieure*, qui contourne le *gyrus rectus*, et va se distribuer aux circonvolutions du lobule orbitaire. Au niveau de l'origine de la scissure festonnée, l'artère cérébrale antérieure se sépare en deux branches : La première se porte en bas et en avant : c'est l'*artère frontale interne antérieure et inférieure;* elle se répand sur la partie inférieure des deux circonvolutions frontales internes, se réfléchit sur le bord antérieur pour gagner la face convexe. La seconde branche continue son trajet ascendant, contourne le genou du corps calleux, et se porte en arrière, le long du bord inférieur de la circonvolution crêtée : c'est l'*artère du corps calleux.* Elle fournit dans son parcours l'*artère frontale interne antérieure et supérieure*, qui se distribue à la partie supérieure des circonvolutions frontales internes, et à la première circonvolution frontale de la face externe; plus loin, se détache l'*artère frontale interne et moyenne*, destinée au lobule frontal interne et à l'extrémité supérieure de la circonvolution frontale ascendante. Au-dessus du bourrelet, l'artère du corps calleux se sépare en deux branches : l'une est sa partie terminale en arrière du bourrelet; l'autre est l'*artère frontale interne et postérieure*, qui se porte au lobule pariétal interne et au lobule pariétal supérieur de la face externe.

L'artère cérébrale postérieure se partage en trois branches. Les deux premières sont destinées à la face inférieure temporo-occipitale; la troisième branche, l'*artère occipitale*, se rend au lobule lingual, au lobule occipital interne et au lobe occipital proprement dit.

L'artère occipitale se place, à la face inférieure, dans la scissure des hippocampes, atteint ainsi l'extrémité inférieure de la scissure perpendiculaire interne où elle se divise en plusieurs rameaux qui se répandent sur les circonvolutions du lobule occipital interne et du lobe occipital proprement dit, contournent le bord interhémisphérique et se terminent sur la face externe.

VEINES

Le retour du sang se fait en grande partie par un gros vaisseau, la *veine cérébrale antérieure*, qui suit l'artère du même nom, reçoit les affluents nés sur les circonvolutions antérieures et moyennes, et se jette dans la veine cérébrale moyenne. Les veines de la courbe supérieure se rendent dans les veines cérébrales antérieures ou postérieures. Au-dessous du bourrelet du corps calleux, le sinus droit reçoit le tronc formé par les deux veines de Galien. La veine de Galien naît dans le corps strié et dans la couche optique, traverse le trou de Monro, passe dans l'épaisseur de la toile choroïdienne, au-dessus de la glande pinéale, se réunit à celle du côté opposé pour former un tronc qui se jette dans la partie antérieure du sinus droit, à son point de réunion avec le sinus longitudinal inférieur. Ce tronc est entouré d'une gaine séreuse formée par l'arachnoïde, dont la coupe, dans la section de la veine qu'elle double, avait été prise par Bichat et Ludovic Hirschfed pour un canal; il est parfaitement démontré que le canal arachnoïdien de Bichat n'existe pas.

LÉSIONS ISCHÉMIQUES

Les artères de la face interne peuvent donner lieu à des altérations ischémiques, comme les artères de la face externe. Cependant l'artère cérébrale antérieure, à cause de sa direction par rapport à la carotide interne, est plus rarement lésée que l'artère sylvienne et que l'artère cérébrale postérieure, qui est assez fréquemment le siège d'altérations par thromboses ou embolies. Aussi on trouve plus souvent le ramollissement ischémique des lobes postérieurs que celui des lobes antérieurs.

Lorsque l'altération siège sur la branche nourricière de la zone motrice, elle se traduit par le symptôme habituel : la paralysie du côté opposé à la lésion; tel est le fait qui ressort de l'observation suivante :

Obs. XL. — *Paralysie des membres du côté droit. Ramollissement du lobule paracentral gauche*[1]. *Résumé.*

Legendre, soixante-dix-neuf ans, entrée à la Salpêtrière (service de M. Charcot) en janvier 1877, pour une hémiplégie droite datant de cinq ans.

État actuel. — Paralysie complète des deux membres du côté droit. Contracture douloureuse du membre supérieur droit; flexion du coude et de l'épaule; doigts en griffe; œdème de la main droite.

Pas de paralysie faciale; intelligence très affaiblie; la malade est grande gâteuse; elle répond à peine aux questions qu'on lui pose, et presque toujours d'une façon inintelligente; pas d'aphasie.

Autopsie. — Lamelles de fausses membranes à la face interne de la dure-mère, de couleur rouge ou vert foncé, atteignant, à certains endroits, 1 millimètre d'épaisseur.

Athérome considérable de toutes les artères de l'encéphale. Foyer de ramollissement jaune, ancien, situé à la face interne de l'hémisphère gauche, occupant l'extrémité postérieure de la première circonvolution frontale interne, le lobule paracentral en totalité, et une partie du lobule carré.

L'hémisphère droit présente une plaque jaune au fond de la scissure parallèle, et sur la partie supérieure de la première circonvolution sphénoïdale jusqu'au pli courbe exclusivement. Les noyaux centraux sont sains.

1. Charcot et Pitres, *loc. cit.*, 1879, p. 135.

TOPOGRAPHIE CRÂNIO-CÉRÉBRALE

L'étude de la morphologie du cerveau et des localisations des centres moteurs à la substance corticale, ne peut recevoir des applications pratiques qu'après avoir été complétée par l'examen des rapports anatomiques de la surface externe du cerveau avec les parois du crâne, c'est-à-dire par la topographie crânio-cérébrale. De leur ensemble résulte un groupe de notions précieuses à la thérapeutique chirurgicale pour éclairer le diagnostic, préciser les indications, ou pour servir de guide dans l'opération du trépan.

Dépourvue de signes fonctionnels capables de lui servir de guide, l'opération du trépan était tombée en ces derniers temps dans un complet discrédit, dont elle a encore grand'peine à se relever.

L'opération du trépan est une des opérations les plus anciennes de la chirurgie. Le travail anthropologique présenté par Broca à l'Académie de médecine [1] démontre que cette opération, la *trépanation néo-lithique*, ainsi qu'il la désigne, était pratiquée dans les temps préhistoriques. Elle était aussi en usage chez les Incas, comme le prouve le crâne présenté à l'Académie de médecine par Squier [2]. Ce crâne a été trouvé dans un vieux tombeau de la vallée de Yucas, près de Cuzco, tombeau antérieur à l'expédition de Cortez. Peu de jours après, le baron H. Larrey montrait également à l'Académie de médecine [3] une collection d'instruments grossiers à l'aide desquels les Arabes pratiquent, de toute antiquité, l'opération du trépan.

Mais sans remonter jusqu'aux temps préhistoriques, nous trouvons des descriptions de cette opération dans les œuvres d'Hippocrate, de Celse, d'Héliodore, de Galien, de Paul d'Égine. Plus tard elle fut entièrement abandonnée; ensuite tirée de l'oubli par Guy de Chauliac, Bérenger de Carpi, Vigo, les deux Fabrice,

1. Séance du 19 juin 1877. — 2. Séance du 9 juillet 1867. — 3. Séance du 16 juillet 1867.

Ambroise Paré; elle atteignit son apogée avec Ledran, Quesnay, J.-L. Petit. Préconisée par Percival Pott en Angleterre, elle fut proscrite par Desault, Bichat, Gama en France. Boyer réagit contre cette opinion, et avec lui, Dupuytren, Roux, Velpeau, Chassaignac, Denonvilliers; mais Malgaigne en 1838 donna le signal d'une nouvelle réaction qui entraîna la majorité des chirurgiens.

Les Américains l'ont largement appliquée pendant la guerre de sécession des États-Unis; les Anglais l'ont introduite dans leur pratique usuelle. En France, les longues et brillantes discussions, au sein de la Société de chirurgie, sur les localisations cérébrales, lui ont donné plus de faveur, et attiré quelques partisans.

L'incertitude du diagnostic, d'où naît l'obscurité de l'indication, le manque de guides certains, et aussi son application dans des cas auxquels elle ne pouvait convenir, sont les principales raisons qui avaient fait abandonner l'opération du trépan. Aujourd'hui, éclairée par un ensemble de notions et de symptômes, suppléant aux indications fournies par les lésions locales, susceptibles de bien préciser les indications, la trépanation doit prendre la première place parmi les moyens thérapeutiques dont dispose le chirurgien.

Il importe donc de bien connaître les particularités de la surface externe du cerveau; quels sont les points de repère fixes du crâne, ou de la tête, qui permettent de préciser le lieu et la situation de chaque circonvolution, ou d'une partie d'une circonvolution, renfermant le siège d'un centre moteur.

INDEX BIBLIOGRAPHIQUE

VELPEAU. Dans les plaies de tête, déterminer les cas qui indiquent l'application du trépan (*Th de concours*. Paris, 1834). — DENONVILLIERS. Déterminer les cas qui indiquent l'application du trépan (*Th. de Paris*, 1839). — DUPLAY (S.). Le trépan devant la Société de chirurgie (*Arch. de méd.*, vol. II, 1867). — Le FORT. Des indications et de l'utilité de la trépanation du crâne dans les lésions traumatiques de la tête (*Gaz. hebd. de méd. et de chir.*, n°s 19,20,24,26, 1867). — LARREY (H.). Étude sur la trépanation dans les lésions traumatiques de la tête (*Mém. de la Soc. de chir.*, t. VII, 1869). — LEGOUEST. Traité de chirurgie d'armée (2e édit., 1872). — LEGOUEST et SERVIER. Art. *Crâne* (*Pathologie chirurgicale*), trépan et ses indications, in *Dict. encycl.* des sciences médicales. — SÉDILLOT. Trépanation préventive et exploratrice dans les fractures de la table interne ou vitrée du crâne. — Des plaies du trépan et de leur pansement (*Bull. Acad. des sciences*, 12 octobre et 6 novembre 1874). — BROCA. Sur le siège de la faculté du langage articulé (*Bull. Soc. anat.*, 1861). — Instructions crâniologiques (*Bull. Soc. anthr. de Paris*, 2e série, t. II, 1er et 2e fasc., 1875. — Sur la topographie crânio-cérébrale (*Rev. anthr.*, t. V, n° 2, 1876). — TURNER (d'Édimbourg). *Journal of anatomy and pathology* (novembre 1873, mai 1874). — HEFTLER. Circonvolutions cérébrales chez l'homme et leurs rapports avec le crâne. Saint-Pétersbourg, 5 mai 1873 (*Analyse Rev. anthr.*, t. V, n° 2, 1876). — Ch. FÉRÉ. Note sur quelques points de la topographie crânio-cérébrale (*Bull. Soc. anat.*, 24 décembre 1875, et *Archiv. de pathol.*, 1876, n° 3). — P. DE LA FOULHOUZE. Recherches sur les rapports anatomiques du cerveau avec la voûte du crâne chez les enfants (*Th. de Paris*, 1876). — Ch. PARIS. Indication de la trépanation des os du crâne au point de vue de la localisation cérébrale (*Th. de Paris*, juillet 1876). — Gosselin. Localisation cérébrale et trépanation (*Bull. Acad. de méd.*, 1876-1877). — J. L. Championnière. Des localisations cérébrales. Rôles qu'elles peuvent jouer dans le diagnostic et le traitement des maladies cérébrales (*Journ. de méd. et de chir. pratiques*, octobre 1876). La trépanation guidée par les localisations cérébrales (*Journ. de méd. et de chir. pratiques*, février 1877, et *Bull. Acad. de méd.* du 9 janv. 1877. — Pozzi (Samuel). Des localisations cérébrales et des rapports du crâne avec le cerveau, au point de vue des indications du trépan (*Arch. génér. de méd.*, avril 1877, — et art. *Crâne in Dict. encyclop. des sciences médicales.*)

DESCRIPTION DU CRÂNE

Le crâne (κρανος, casque) est une boîte osseuse, à parois rigides, ordinairement symétrique, ovoïde, convexe en dehors, concave en dedans, dont la petite extrémité est tournée en avant, et la grosse extrémité dirigée en arrière; c'est l'organe protecteur de l'encéphale; il peut être considéré comme un diverticulum de la colonne vertébrale, comme la région encéphalique du rachis.

La cavité crânienne résulte de l'agencement de huit os : le frontal, l'occipital, l'ethmoïde, les deux pariétaux et les deux temporaux, unis par un artifice ingénieux, les sutures dentelées, taillées en biseau, qui s'opposent à l'enfoncement des pièces en dedans, sous l'action des agents extérieurs, et par suite à la compression de la pulpe cérébrale, tandis que ce moyen d'assemblage, en permettant l'écartement au dehors, favorise le développement du cerveau.

L'étude des détails des os en particulier est faite par l'anatomie descriptive; au point de vue de l'opération du trépan, la topographie crânio-cérébrale ne s'attache qu'à l'ensemble, à la forme générale, aux particularités remarquables de la surface, à l'épaisseur, et aux rapports des parois du crâne avec la face externe du cerveau.

Dans son ensemble, le crâne peut être considéré comme constitué par une seule pièce osseuse. Sa forme est très variable; cette variété est très manifeste dans une collection de crânes; on y saisit facilement les grands caractères qui différencient les diverses races; mais si l'on compare entre eux les crânes d'individus appartenant à la même race, on voit surgir des variétés infinies. Ces différences portent exclusivement sur la voûte du crâne, et dépendent de l'augmentation d'un diamètre, coïncidant avec une diminution proportionnelle des autres. Les uns sont plus ou moins bombés, les autres saillants par quelques-unes de leurs parties; tantôt ils sont étroits, tantôt élargis; les bosses sont plus ou moins proéminentes, les crêtes plus ou moins accusées; caractères qui avaient conduit Gall à imaginer un système, la *phrénologie*, plus ingénieux que fondé, et complètement abandonné aujourd'hui. Ce système est trop considéré comme un lacis de cases portant des noms étranges ; on y trouve quelques conceptions qui mériteraient plus de crédit, et qu'on peut regarder comme un aperçu de l'idée d'une physiologie cérébrale [1].

Les différences sexuelles sont peu tranchées et assez légères. Chez la femme les dimensions et la capacité du crâne sont moins considérables, les os plus lisses et moins épais, le front plus fuyant ; la bosse frontale moyenne moins prononcée, l'inion moins proéminent. En résumé, le crâne des femmes se rapproche de la tête du jeune homme à l'époque de sa puberté ; cependant le crâne de certaines femmes, d'une *virago*, peut présenter un développement dans toutes ses parties plus considérable que celui de certains hommes *efféminés*.

Les dimensions du crâne sont aussi variables que la forme. Bichat donnait au diamètre antéro-postérieur, du trou borgne à la protubérance interne, une longueur de 13 centimètres et demi ; au diamètre transverse, qui unit la base des deux rochers, une longueur de 12 centimètres, et 11 centimètres, au diamètre vertical, de la partie antérieure du trou occipital au milieu de la gouttière sagittale.

Ces dimensions me paraissent trop faibles. Un grand nombre de mensurations, faites à plusieurs reprises, sur des hommes de vingt-cinq ans environ, m'a fourni, pour les différents diamètres, la moyenne suivante :

Intérieur (d'un bord interne au bord correspondant, au niveau de la coupe usuelle.)		min.	max.	Sur les téguments.		moy.	min.	max.
	Antéro-postérieur	14	18		Fronto-occipital	18.36	17	20
	Transverse	13,5	15		Bipariétal	15.69	14,5	16
	Vertical	11	14		Naso-occipital	19.22	18	22
					Circonférence	56.29	53	60

Ces moyennes n'offrent d'intérêt que pour établir une comparaison entre les races et les individus. C'est la méthode suivie par Welcher et Huschke, Gratiolet et Broca, dans la recherche des dissemblances ethnographiques. Camper, croyant pouvoir tirer le degré d'intelligence de la capacité relative du crâne, institue l'*angle facial*, qui serait de 80° à 85° chez l'Européen, de 75° chez le Mongol et de 70° chez le Nègre. Daubenton préfère prendre pour indice céphalique l'*angle occipital ;* ce serait là un complément de la méthode de Camper. Cuvier compare l'aire du crâne à l'aire de la face. Lélut considère le cerveau de l'homme intelligent comme plus lourd que celui des autres hommes [2].

Le cerveau de Byron pesait 2238 gr., celui de Cromwell 2231 gr., celui de Cuvier 1829 gr., son angle facial était de 90° ; le cerveau de Dupuytren pesait 1436 gr.

1. P. Dubuisson, *La théorie cérébrale* (Tribune médicale, 1877). — 2. Lélut, *Du poids du cerveau dans ses rapports avec le développement de l'intelligence* (*Journ. des conn. méd.-chir.*, mai 1837).

Le poids moyen du cerveau est de 1250 gr. d'après Cruveilhier, et de 1155 gr. selon Parchappe.

Retzius ayant remarqué que certains crânes étaient allongés et d'autres courts, a cherché le rapport du diamètre transverse au diamètre antéro-postérieur ; il établit ce rapport en supposant le grand diamètre égal à 100 ; le chiffre obtenu est appelé *indice crânien* ou *céphalique* ; à l'aide de cette méthode, ne renfermant qu'une seule donnée numérique, il a divisé les crânes en : *dolichocéphales* (δολιχός, long ; κεφαλή, tête), inférieurs à $\frac{75}{100}$, et en *brachycéphales* (βραχύς, court), entre $\frac{85 \text{ et au delà}}{100}$; Gratiolet et Broca ont ajouté les *mésocéphales* ou *mésaticéphales*, et les *orthocéphales*, classes intermédiaires.

Les fonctions cérébrales supposées en rapport direct avec la capacité du crâne, on a cherché à déterminer le volume du crâne avec de l'eau (Sœmmering), avec de l'orge perlé (Welcher), du sable (Hamilton), des grains de moutarde (Philipps), du plomb de chasse (Marton et Broca). La moyenne a été sensiblement la même, et fixée à 1500 centimètres cubes.

Les Anglais seraient, d'après cette méthode, les mieux partagés, les Australiens auraient plus à se plaindre.

Anglais	1572,95	cent. cubes.
Parisiens	1461,53	—
Allemands	1448	—
Malais	1328	—
Mexicains	1296	—
Hottentots	1230	—
Australiens	1228,27	—

Enfin, le crâne de l'homme primitif, de l'homme fossile, l'*anthropolithe*, contemporain du Renne et de l'Ours des cavernes, a été soumis à l'analyse. Exhumé par Schmerling d'une caverne d'Engis, près de Liège, ce crâne a été étudié par Spring, Huxley et par Carl Vogt, qui le considèrent comme plus animalisé que civilisé. La crâniologie le place à côté du singe ! L'homme primitif n'est-il donc qu'un singe perfectionné? Est-ce un Adam dégénéré? Ne vaut-il pas mieux considérer l'homme primitif comme le type d'une race qui aurait subi, à travers les siècles, un perfectionnement par le développement de ses facultés intellectuelles. On substitue ainsi à l'idée de types divers, un type unique, diversement modifié par l'influence des milieux dans lesquels il vit.

Ces théories sont certainement des plus séduisantes, mais peuvent-elles servir à une classification ethnographique indiscutable, lorsque les bases mêmes sur lesquelles repose la crâniologie ethnique sont l'objet des plus nombreuses contradictions?

L'observation démontre que la forme du crâne varie journellement. On sait aussi que la principale altération dans la forme du crâne[1] résulte du mode de coiffure dit béguins ou de l'enroulement de bandelettes autour de la tête des nouveau-nés. Cette pratique, signalée par Hippocrate, était très en usage chez tous les peuples; en France, principalement en Bretagne, dans le Limousin et en Gascogne; elle est à peu près abandonnée. Aussi la tête carrée des Allemands, la déformation toulousaine, les *flat heads*, têtes plates des Américains, deviennent de plus en plus rares. On produisait à volonté des dolichocéphales ou des *brachycéphales*. L'observation de Broca lui-même prouve que la capacité du crâne peut changer, puisque les Parisiens du XVe siècle cubaient 1409, tandis que ceux du XIXe siècle atteignent 1461. Enfin, si les fonctions intellectuelles sont en rapport avec le volume du cerveau, il faut convenir que les Auvergnats (1523 c. c.) sont plus intelligents que les Parisiens modernes (1461 c. c.).

« Le cerveau, dit Cabanis, sécrète la pensée comme le foie sécrète la bile. » Sans accepter une si parfaite identité, on peut admettre que l'intelligence est une fonction des circonvolutions[2], et que le cerveau, comme tous les autres organes, est susceptible de développement, de perfectionnement intellectuel, en rapport avec sa structure moléculaire.

Par conséquent les différences de capacité doivent être regardées comme un produit de l'art.

Cette opinion du perfectionnement du cerveau est appuyée sur le travail de M. le professeur Tarchanoff (de Saint-Pétersbourg[3]); sur l'accroissement des cellules motrices de l'écorce sous l'influence de l'exercice fonctionnel ; sur l'atrophie des centres moteurs par le défaut de l'usage d'un membre ; sur l'influence de la nutrition; sur le développement du système nerveux central[4]. Enfin, les études morphologiques et histologiques du cerveau des idiots démontrent que l'idiotie est le résultat d'un arrêt de développement, qui a laissé le cerveau dans l'état où il était au moment où a agi la cause pathologique ou accidentelle. Les circonvolutions présentent le caractère des circonvolutions du fœtus, du nouveau-né ou de l'enfant en bas âge. Le microscope découvre des cellules incomplètement formées, en rapport avec l'époque de l'arrêt de développement, et des myélocytes en abondance.

On pourrait ajouter ces faits bien connus, d'hommes célèbres issus de parents illettrés, et, par opposition, des hommes très savants ou simplement remarquables,

1. G. Layneau., *Déform. céphalique en France* (*Gaz. heb.*, 1879, p. 72-88.); *Bull. Soc. d'anthrop.*, 2e série, t. VIII p. 585, 1873. — 2. Desmoulins, Calmeil, Bouillaud. — 3. *Centres psycho-moteurs des animaux nouveau-nés.* — 4. Itard, *De la parole considérée comme moyen de développement de la sensibilité organique* (*Rev. méd.*, t. II). — Cerise, *Des fonctions et des maladies nerveuses dans leurs rapports avec l'éducation morale et physique*, 1870.

dont les descendants avaient une intelligence des plus faibles : ceux-ci par une sorte d'épuisement nerveux central; ceux-là par une modification moléculaire heureuse s'accumulant pendant la vie des ascendants, pour éclore tout à coup, comme un fruit arrivé à maturité.

On peut citer aussi les observations de Delaye, établissant que l'imbécillité peut être le résultat d'une conception effectuée pendant une ivresse passagère chez un individu non alcoolique, c'est-à-dire pendant l'obnubilation de l'intelligence [1].

Enfin, lorsqu'on a groupé les crânes de différentes races par volumes croissants, si on les compare ensuite collectivement, on voit immédiatement que l'ordre est troublé, qu'il n'y a plus de suite d'une race à l'autre, et que le volume de certains crânes d'une race inférieure devrait les faire classer à un bon rang dans la race supérieure. Si le volume du crâne est un des principaux facteurs de l'intelligence, ces *bons numéros* seraient plus intelligents que la *moyenne* de la race supérieure à celle à laquelle ils appartiennent.

Les rapports des moyennes de tous les crânes de chaque race donnent des résultats très peu différents.

En comptant seulement les crânes les plus volumineux de chaque race, ceux qui dépassent une moyenne fixée, ainsi que l'a fait M. Le Bon [2], on trouve que la supériorité d'une race sur une autre est caractérisée par un nombre plus grand de crânes volumineux. Ce fait particulier, pouvant varier avec le groupe de crânes examinés, ne peut servir de base pour établir la supériorité d'une race sur une autre et les rapports du degré de l'intelligence qui les distinguent.

Il faut donc conclure que la crâniométrie est encore insuffisante à déterminer le degré d'intelligence qui peut différencier les diverses races ou les individus entre eux, et que, sous le rapport des fonctions, la qualité de la substance cérébrale demeure au-dessus de la quantité.

Épaisseur. — Les os du crâne sont formés par deux tables de tissu compact, très dense, séparées par une couche de tissu spongieux, à aréoles larges, communiquant entre elles. Ce tissu a reçu le nom de *diploé*, la table externe est appelée *écaille*, la table interne *lame vitrée*. Le diploé est parcouru par un grand nombre de veines établissant une communication complète entre les veines du cuir chevelu, et les veines qui se jettent dans les tissus intra-crâniens; il donne une légèreté plus grande aux os du crâne, établit une sorte d'indépendance entre les deux tables, au point de permettre qu'une fracture se limite à la table externe. L'étendue de ces aréoles atteint le maximum de développement chez l'adulte; sa résorption chez les vieillards occasionne un rapprochement de la table interne et de la table externe; le crâne s'amincit et diminue de volume, paraissant ainsi suivre le mouvement de retrait du cerveau.

1. *Rev. méd. de Toulouse*, n° 2, février 1878. — 2. *Bull. Acad. de méd.*, 8 juillet 1868.

Chez certains vieillards, le diploé est résorbé inégalement, il en résulte une dépression de la table interne et un amincissement de la paroi, qui devient à ces points d'une extrême fragilité; d'autres fois la table interne se porte vers la cavité crânienne; elle s'écarte de la table externe, les cellules du diploé prennent un plus grand développement, et la paroi augmente d'épaisseur.

La présence du diploé entre les deux tables, et son abondance plus ou moins grande, est la cause principale de la variabilité d'épaisseur de la paroi du crâne, suivant les individus, l'âge, les régions et les zones diverses d'un même os.

Cette particularité, très importante pour le chirurgien qui veut pratiquer l'opération du trépan, est difficile à déterminer d'une manière précise. On rencontre des crânes très épais ou qui offrent une minceur remarquable, jointe parfois à une dureté excessive, comme on le remarque chez les Arabes; les uns sont très denses, très compacts, d'autres se laissent facilement pénétrer par le marteau. On a attribué une grande influence au régime alimentaire, surtout à l'usage presque exclusif de poisson; généralement les gens de la campagne ont les os du crâne, sinon plus épais, au moins plus consistants que ceux des ouvriers des villes, et principalement des manufactures.

La voûte est la portion du crâne qui présente une épaisseur à peu près régulière dans toute son étendue; on peut l'évaluer à un minimum de 3 millimètres, et à 5 millimètres au maximum. Au niveau des sinus, l'épaisseur du frontal varie avec les dimensions de ces cavités; elle est en moyenne de 12 à 15 millimètres, plus considérable chez l'homme que chez la femme, chez les vieillards que chez les adultes. S'il était nécessaire d'appliquer à ce point une couronne de trépan, on enlèverait préalablement une zone plus étendue de la table externe.

L'occipital atteint une plus grande minceur au centre des bosses occipitales; elle est de 1 à 2 millimètres. Son épaisseur maximum se trouve au niveau de la protubérance occipitale externe, qui peut mesurer de 14 à 17 millimètres. La majeure partie de cet espace est occupée par le diploé.

La portion écailleuse du temporal, ainsi que la partie ascendante de la grande aile du sphénoïde, la ptère, sont les parties les moins épaisses de toutes les parois du crâne, qui présentent souvent une minceur transparente. Il est à remarquer que ces régions sont protégées contre les chocs extérieurs par une forte masse musculaire

Envisagé dans son ensemble, le crâne présente à l'étude une surface extérieure ou exocrâne et une surface intérieure ou endocrâne.

EXOCRÂNE

La *surface extérieure* ou *exocrâne* comprend quatre régions : la supérieure ou occipito-frontale, deux latérales ou temporales, une inférieure ou basilaire. Les deux premières régions, pouvant être le siège de l'application du trépan, seront seules décrites.

La *région occipito-frontale*, lisse, unie et convexe, occupe toute la partie supérieure du crâne, ou *voûte*, comprise entre la bosse frontale moyenne ou *glabelle* [1], la crête temporale, la ligne temporale supérieure du pariétal, la ligne courbe occipitale supérieure, et l'*inion* ou protubérance occipitale externe. On y remarque trois sutures et quatre bosses : deux en avant, les bosses frontales ; deux en arrière, les bosses pariétales. Vue de profil, la silhouette décrit une courbe à concavité inférieure; elle part en avant, de la racine du nez, s'élève à peu près verticalement : c'est le front proprement dit, s'incline en arrière jusqu'aux bosses occipitales où elle s'infléchit en bas en formant l'occiput.

La suture antérieure, dirigée transversalement, est la suture fronto-pariétale, unissant le frontal aux pariétaux ; elle est appelée *suture coronale*.

La suture postérieure ou pariéto-occipitale a la forme du λ des Grecs, particularité qui lui a valu le nom de *lambdoïde*. Ces deux sutures sont réunies sur la ligne médiane par la suture bipariétale ou *sagittale* ; le point d'intersection de cette dernière avec la suture coronale est appelée *bregma* [2] ; son point d'union avec la suture lambdoïde est le *lambda*. A 3 ou 4 centimètres en avant du lambda existent deux trous : les *trous pariétaux*, symétriquement placés de chaque côté de la ligne médiane, donnant passage à une branche de l'artère occipitale et aux veines *émissaires de Santorini*, qui se jettent dans le sinus longitudinal supérieur. Entre ces deux trous, la suture sagittale est peu dentelée, presque rectiligne, en forme de trait, ce qui lui a valu le nom d'*obélion* [3] donné par Broca.

Au-dessous de la suture lambdoïde, la surface de l'occipital est convexe et saillante sur les côtés : ce sont les *bosses cérébrales de l'occipital*, séparées des *bosses cérébelleuses* par la *ligne courbe ou demi-circulaire supérieure*, sur laquelle s'insèrent les muscles trapèze, occipital et sterno-mastoïdien; au milieu de cette ligne, est une éminence de dimensions très variables. La *protubérance occipitale externe*, ou *inion* [4], qui donne attache au ligament cervical postérieur. Sous les bosses cérébelleuses, est la *ligne courbe ou demi-circulaire inférieure*, concen-

1. *Glabellus*, de *glaber*, glabre, espace nu compris entre les sourcils. — 2. βρέγμα, sinciput (de βρέχω, mouiller, parce que cette partie est toujours très humide chez les enfants). — 3. Ὀβελός, trait. — 4. Ἰνίον nuque.

trique à la précédente, qui part d'une saillie osseuse médiane, la crête occipitale externe, et se dirige vers les apophyses jugulaires.

La *région temporale* comprend toute la surface latérale du crâne, depuis l'apophyse orbitaire externe jusqu'à la suture lambdoïde. Elle est limitée, en bas, par l'apophyse zygomatique; en haut, par la *crête temporale* du frontal et la *ligne temporale supérieure du pariétal*, formée par l'empreinte d'insertion de l'aponévrose temporale, qui passe au-dessous des bosses pariétales et vient aboutir, en arrière, à l'extrémité inférieure de la suture lambdoïde. Cette ligne coupe la suture coronale en un point nommé *stéphanion* [1]. De ce point part une seconde ligne courbe, concentrique à la première, formée par l'attache du muscle temporal, la *ligne temporale inférieure du pariétal*, qui va rejoindre, en passant derrière l'écaille temporale, la racine postérieure de l'apophyse zygomatique au-dessus du conduit auditif.

Au-dessous de cette ligne est la fosse temporale, formée par la portion écailleuse du temporal, l'angle antérieur et inférieur du pariétal, l'écaille du frontal et la portion ascendante de la grande aile du sphénoïde ou la *ptère* [2].

Ces os sont réunis par les sutures fronto-pariétale (coronale), ptéro-frontale, ptéro-temporale et ptéro-pariétale (manque quelquefois). L'espace d'intersection de ces sutures est appelé *ptérion* (Broca), il affecte ordinairement la forme d'un H. Du ptérion part la suture temporo-pariétale, *squamo-pariétal* ou *écailleuse*, qui se courbe en arrière, puis en bas, et se continue, sous le nom de suture pariéto-mastoïdienne, jusqu'à l'astérion, ainsi nommé parce que ces trois sutures, lambdoïde, pariéto-mastoïdienne et occipito-mastoïdienne, convergent vers ce point en formant une étoile à trois branches [3].

Ces divers points particuliers, vers lesquels concourent plusieurs sutures, sont occupés, à la naissance, par des espaces membraneux, appelés *fontanelles*, qui n'ont pas encore été envahis par le travail d'ossification qui a lieu du centre à la circonférence. Ces fontanelles, au nombre de six, deux supérieures, quatre latérales (deux de chaque côté), se rétrécissent de plus en plus et disparaissent entièrement, la supérieure la dernière, vers trois à quatre ans. Leur nom est en rapport avec les points qu'elles occupent. L'antérieure est la grande fontanelle ou *bregmatique*; la postérieure est la petite fontanelle ou *lambdatique*. Les latérales sont la *ptérique* et l'*astérique*. Après la réunion des angles des diverses pièces osseuses par des dentelures, il reste dans la suture une membrane appelée *cartilage sutural* [4], qui adhère au périoste et à la dure-mère. Il peut exister d'autres fontanelles, mais alors elles sont dites *anomales*. Chez l'adulte, elles ont complètement

1. Στέφανος, couronne. — 2. Πτερον, aile. — 3. Ἀστήρ, étoile. — 4. Découvert par Hunauld en 1730, et décrit par Ferrien en 1744.

disparu, cependant on a cité quelques exemples de la persistance de quelqu'une; il suffit d'être prévenu de ce fait.

La *surface intérieure* ou *endocrâne* est divisée par la coupe horizontale usuelle, de la bosse frontale moyenne à la protubérance occipitale externe, en deux parties : la voûte et la base.

Voûte de l'endocrâne. — La région antérieure est formée par la face cérébrale du frontal (*os frontis*), concave, parsemée d'éminences *mamillaires* et d'impressions digitales, en rapport avec les circonvolutions et les anfractuosités du cerveau. On y trouve, sur la ligne médiane, la crête *frontale* ou *coronale*, de 3 à 4 centimètres de longueur, pour l'insertion de la faux du cerveau, qui se bifurque en deux branches et forme un méplat anguleux, origine de la gouttière longitudinale ou sagittale; de chaque côté, sont les *fosses frontales*, dont la profondeur est souvent en rapport avec la saillie des bosses frontales.

Les pariétaux (*parietes*, parois) constituent la partie médiane de la voûte. La face interne est parsemée d'impressions digitales, d'éminences mamillaires, et sillonnée vers la partie inférieure de gouttières ramifiées, destinées à l'artère méningée moyenne, qui partent de l'angle antérieur et inférieur, et s'irradient en arrière et en haut; on a comparé ces gouttières rameuses aux nervures d'une feuille de figuier. La partie la plus concave a reçu le nom de *fosse pariétale*.

A l'union des deux os, on voit la suture sagittale, située au milieu de la *gouttière sagittale* qui loge le *sinus longitudinal supérieur;* la limite antérieure de cette région est formée par la suture coronale, s'étendant transversalement de l'un à l'autre bord.

Au niveau du sinus longitudinal supérieur on trouve l'empreinte de petits grains d'un blanc jaunâtre, simulant les granulations de la méningite tuberculeuse, appelées *corpuscules de Pacchioni*, observées pour la première fois par Méry[1]. Ces corpuscules, nommés *franges arachnoïdiennes* par Luschka, sont formés d'une substance fibroïde, analogue au tissu conjonctif, de quelques fibres élastiques incomplètement développées, de corpuscules amyloïdes et de concrétions calcaires (Kölliker). On les rencontre rarement chez des individus jeunes; mais chez le vieillard, ils prennent un volume considérable; primitivement développés dans la pie-mère, ils perforent le feuillet viscéral de l'arachnoïde, la dure-mère, le sinus longitudinal supérieur, et forment sur l'endocrâne des dépressions caractéristiques; ils sont en rapport avec le système veineux.

La région postérieure de cette cavité est formée par la partie supérieure de la face cérébrale, concave, de l'occipital, divisée en deux excavations, les *fosses cérébrales*, par la gouttière du sinus longitudinal supérieur, qui aboutit à une émi-

1. *Histoire de l'Acad. royale des sciences*, 1701, *Diverses observations anatomiques*, n° 1.

nence médiane nommée *protubérance occipitale interne* ou endinion. A ce niveau, la gouttière du sinus longitudinal supérieur se réunit à celle du sinus latéral droit, quelquefois à celle du sinus latéral gauche, plus petite que la précédente (Morgagni), d'autres fois avec les deux en même temps.

Les fosses cérébrales sont séparées des fosses pariétales par la suture lambdoïde, dont les deux branches viennent converger à la suture sagittale, en formant l'empreinte interne du lambda.

La *base de l'endocrâne* présente trois excavations, ou fosses, rangées en étages superposés d'avant en arrière et de haut en bas, et un grand nombre d'orifices destinés au passage des vaisseaux et des nerfs.

La partie antérieure, ou ethmoïdo-frontale, est la plus élevée; elle forme la fosse cérébrale antérieure, ou fosse orbitaire, séparée par la crête frontale et l'apophyse crista-galli, s'élevant au milieu de la lame criblée de l'ethmoïde. Entre ces deux éminences est le trou *borgne* ou *épineux*. Ce trou communique avec les sinus frontaux, ou va directement dans la cavité nasale; il donne passage à une petite veine provenant de la muqueuse de Schneider. Cette fosse est limitée en avant par le frontal, en arrière par le bord postérieur des petites ailes du sphénoïde, *ailes orbitaires* ou *apophyses d'Ingrassias*.

A la partie moyenne, ou sphéno-temporale, sur un plan moins élevé et en arrière de la précédente, est située la *fosse cérébrale moyenne*, destinée au lobe sphéno-temporal.

La partie postérieure, ou temporo-occipitale, plus profondément située, est occupée par les *fosses cérébelleuses*, séparées, sur la ligne médiane, par la *crête occipitale interne*. Ces fosses logent les deux lobes du cervelet et sont séparées des précédentes par la saillie du rocher, où vient s'insérer la tente du cervelet.

Ces trois fosses présentent de remarquable : dans l'étage supérieur ou antérieur, la crête frontale, le trou borgne ou épineux, la fente ethmoïdale de chaque côté de l'apophyse crista-galli, les trous ethmoïdaux antérieur et postérieur, la lame ethmoïdale ou lame *criblée*, les *trous olfactifs*, étudiés par Scarpa, rangés sur deux séries un peu irrégulières, la suture fronto-sphénoïdale, la surface olfactive du sphénoïde, l'apophyse ensiforme de la petite aile du sphénoïde; sur les côtes sont les bosses orbitaires sur lesquelles reposent les lobes antérieurs du cerveau.

L'étage moyen est formé, au milieu, par le corps du sphénoïde, sur les côtés par la grande aile sphénoïdale, l'écaille du temporal; il est borné en avant par la fente sphénoïdale, en arrière par la crête du rocher et la lame carrée du sphénoïde. On voit au milieu la gouttière optique, destinée au chiasma, la selle turcique, qui loge le corps pituitaire et les apophyses clinoïdes percées de deux échancrures pour les nerfs moteurs oculaires commun et externe. On y rencontre sept trous : le trou optique, le trou grand rond, le trou ovale, le trou petit rond, le trou déchiré antérieur, le trou carotidien, l'hiatus de Fallope, enfin les fosses moyennes ou temporo-sphénoïdales.

Cette fosse est traversée par la suture ptéro-frontale, la suture ptéro-pariétale, la suture ptéro-temporale, la suture écailleuse, la suture pariéto-mastoïdienne.

En arrière est l'étage inférieur ou postérieur, résultant de l'union de l'occipital avec la face postérieure du rocher et la portion mastoïdienne du temporal; il est borné, en avant, par la crête du rocher, en arrière, par la gouttière latérale et la protubérance occipitale interne. Au milieu est la gouttière basilaire, le trou occipital, la crête occipitale profonde ou interne, la protubérance occipitale interne ou *endinion*, en rapport avec le pressoir d'Hérophile. On trouve sur les côtés, le conduit auditif interne, l'orifice de l'aqueduc du limaçon, la gouttière pétreuse inférieure, le trou déchiré postérieur, le trou condylien antérieur, la gouttière latérale, plus large généralement à droite qu'à gauche; elle se dirige horizontalement de l'endinion jusqu'à la portion mastoïdienne du temporal, où elle descend verticalement à la base du rocher, remonte légèrement, et se termine à la fosse jugulaire; elle loge le sinus latéral. Au fond, sont les fosses cérébelleuses.

L'occipital est uni au temporal par la suture occipito-mastoïdienne; à l'angle postérieur et inférieur du pariétal par la suture lambdoïde, et au sphénoïde par la suture basilaire ou sphéno-occipitale.

BASE DE L'EXOCRÂNE

La surface inférieure de l'exocrâne est divisée en deux régions par une ligne fictive, la *ligne bizygomatique*, unissant les deux racines transverses des apophyses zygomatiques. L'antérieure est la *région faciale;* la postérieure, la région *basilaire* ou *cervicale*. Il suffira d'indiquer les parties les plus remarquables.

La *région basilaire* présente sur la ligne médiane et d'avant en arrière, la portion basilaire ou *apophyse basilaire* de l'occipital, le trou et les deux condyles de l'occipital, la crête occipitale externe, la protubérance occipitale externe; sur les côtés, la face inférieure du rocher, la partie mastoïdienne du temporal, et l'apophyse mastoïde.

En avant est la suture basilaire ou sphéno-occipitale, le trou déchiré antérieur, la suture pétro-sphénoïdale, le trou ovale, le trou petit rond ou sphéno-épineux; en arrière, le trou carotidien, l'aqueduc du limaçon, le golfe de la veine jugulaire interne; sur le bord antérieur de l'apophyse jugulaire, la fossette condylienne et le trou condylien supérieur, la suture occipito-mastoïdienne, les lignes demi-circulaires inférieure et supérieure de l'occipital. Sur les côtés sont la cavité glénoïde du temporal, au fond de laquelle se trouve la scissure de Glaser, l'ouverture du conduit auditif externe, l'apophyse styloïde, la rainure mastoïdienne ou digastrique.

Points singuliers. — Broca a donné le nom d'*opisthion* [1], au milieu du bord antérieur du trou occipital ; le nom de *basion* [2] au milieu du bord postérieur ; celui d'*inion* à la protubérance occipitale externe ; on aperçoit sur les côtés l'*astérion*.

Dans la *région faciale* on remarque sur la ligne médiane, le corps du sphénoïde, l'ouverture des fosses nasales, séparées par le bord postérieur du vomer, la lame palatine du palatin, la lame palatine du maxillaire, l'arcade alvéolaire, l'ouverture des narines antérieures, les os nasaux ; sur les côtés, l'apophyse zygomatique, la portion orbito-buccale du maxillaire, l'os malaire.

On y voit : la fente ptérygo-maxillaire, la suture sous-temporale, entre le temporal et le disque de la grande aile du sphénoïde, la suture zygomatique, la suture malo-maxillaire, la suture médio-palatine, la suture maxillo-palatine, formant avec la précédente la suture cruciale ; la suture incisive, la suture naso-maxillaire et les sutures orbitaires ; les trous palatins postérieur et l'antérieur, le trou sous-orbitaire du maxillaire.

Points singuliers. — L'épine palatine est appelée point palatin ; l'extrémité antérieure de l'arcade alvéolaire, a reçu le nom de point alvéolaire.

Au-dessus est l'épine nasale ou point spinal, la racine du nez ou *point nasal*, la bosse frontale moyenne ou glabelle, l'*ophryon* [3], point médian de la ligne sus-orbitaire, le *dacryon* [4] situé à l'os unguis, le point malaire au milieu de l'os malaire, et le *point jugal* à l'angle formé par la branche verticale et horizontale de l'os malaire.

1. Ὄπισθεν, en arrière ; τὸ ὀπίσθιον, le postérieur. — 2. Βάσις, base. — 3. Ὀφρύς, sourcil, — 4. Δακρύ, larme.

RAPPORTS DU CERVEAU AVEC LE CRÂNE

La forme et les proportions du crâne représentent, assez approximativement, les dimensions du cerveau. La table interne est en effet moulée sur l'encéphale, dont elle n'est séparée que par la dure-mère et la couche en lamelle du liquide céphalo-rachidien ; la table externe suit à peu près les contours de la table interne, hormis au niveau des sinus; mais les différences individuelles de l'épaisseur des parois du crâne, par suite du développement plus ou moins grand des cellules du diploé ou de la substance compacte, ne permettent pas de tirer, d'une manière absolue, les dimensions du cerveau de la mensuration du crâne. Les dépressions ou les bosses de la surface externe n'ont généralement aucune relation avec les excavations ou les éminences de la table interne. Suivant la remarque de Gratiolet, l'endocrâne présente une surface d'autant plus unie que les circonvolutions sont plus multipliées, c'est-à-dire que le nombre et l'étendue des empreintes digitales sont en raison inverse du développement morphologique du cerveau.

Ces caractères sont très manifestes sur l'endocrâne des races inférieures, surtout chez les anthropolithes, sur le crâne d'*Engis* ou celui du *Neanderthal*, découvert dans une caverne du Neanderthal, près Dusseldorf, par le Dr Fuhlrott, et étudié par Schaffhausen, qui le rapproche de celui du singe; sur le crâne du musée de Berne, trouvé à Bienne, occupant un degré intermédiaire entre celui d'Engis et celui du Neanderthal. Ces quelques spécimens, à peu près les seuls que l'on possède (avec la célèbre mâchoire de Moulin-Quignon, près d'Abbeville), témoignent du peu de développement des circonvolutions cérébrales chez les races primitives et les classent à côté des Esquimaux ou des Australiens.

Les rapports du cerveau avec les parois du crâne ne peuvent donc être déterminés exactement que par l'examen attentif des deux surfaces en contact, à l'aide de moyens précis, basés sur des données immuables. Gratiolet a eu le premier l'idée de comparer la situation des sutures avec celles des scissures; en 1857, il chercha à préciser, chez le singe, les rapports entre la suture coronale et la scissure de Rolando; entre la suture lambdoïde et la scissure occipitale.

Ces recherches furent reprises par Broca en 1861; en Allemagne, par Bischoffen en 1868 et Ecker en 1876; par Landzert et Heftler, en Russie, en 1873;

la même année par Turner en Écosse; à la Salpêtrière et à Bicêtre, en 1875, par Ch. Féré.

De tous ces procédés, le plus connu, le plus simple, et en même temps le plus rigoureux, est le *procédé des fiches* de Broca, décrit, en 1861, dans son mémoire sur le siège de la faculté du langage. Il consiste à enfoncer dans le cerveau un certain nombre de petites chevilles de bois, à travers des trous pratiqués dans des régions déterminées du crâne. Ensuite, d'un trait de scie on sépare la calotte, et par la comparaison des fiches enfoncées dans le cerveau avec les trous correspondants, on trace, sur la surface externe du crâne, l'emplacement et la direction des principales scissures, et les circonvolutions qu'elles circonscrivent.

Landzert et Heftler de (Saint-Pétersbourg) injectent le cerveau, puis ils pratiquent des coupes en les dessinant successivement. Turner (d'Édimbourg) fait des coupes à la scie. Féré, à la Salpêtrière, s'est servi du procédé de Broca, auquel il a joint la congélation du cerveau pour la détermination des régions profondes.

On peut encore étudier la disposition et la situation exactes des différentes parties du cerveau, en faisant, du sommet à la base, des coupes horizontales, successives et parallèles, sur un crâne ramolli par l'acide azotique. Sur chaque coupe, on marque sur les bords du crâne la trace des scissures. Les parties remises à leur place, on a le pointillé des scissures, qu'il est facile de réunir par un trait.

SUTURES ET SCISSURES

Les résultats obtenus par l'observation d'un assez grand nombre de crânes, concordant du reste à peu près entièrement avec les recherches de Turner, Ecker, Broca, ont établi ainsi la situation relative des sutures et des scissures :

La *suture coronale* naît au *point singulier* désigné sous le nom de ptérion, qui correspond au pli que la racine externe de la seconde circonvolution frontale envoie au lobule orbitaire; du ptérion, la suture coronale s'élève, passe sur le crochet, origine de la scissure frontale inférieure, coupe verticalement la boucle antérieure de la circonvolution de Broca, en avant de la branche verticale de la scissure de Sylvius, suit le bord antérieur de la scissure parallèle frontale, et atteint la partie postérieure de la première circonvolution, un peu en avant du point de réunion des deux plis qui constituent cette circonvolution. Le bregma recouvre par conséquent l'extrémité postérieure de la première circonvolution frontale.

En arrière de la suture coronale, parallèlement à sa direction, s'élève la circonvolution frontale ascendante, dont la portion supérieure s'infléchit en arrière. Cette circonvolution a pour limite, sur son bord postérieur, la *scissure de Rolando;* le parcours de cette scissure est donc représenté par une ligne sinueuse, oblique de haut en bas et d'arrière en avant, *formant un angle aigu* avec la suture coronale, située, à son extrémité supérieure, à 47 ou 48 millimètres du bregma, et, à son extrémité inférieure, à 28 millimètres de la suture coronale, au niveau du deuxième centimètre de cette suture à partir de son origine, au ptérion. Chez la femme, l'extrémité supérieure de la scissure de Rolando est à une distance un peu moindre; elle est de 45 à 47 millimètres.

En avant de l'extrémité inférieure de la scissure de Rolando est l'origine de la scissure parallèle frontale, distante de 20 millimètres de la suture coronale à son deuxième centimètre. Cette scissure est comprise entre le pied de la circonvolution frontale ascendante et la boucle postérieure de la circonvolution de Broca : *centre du langage*. Le voisinage de ces deux circonvolutions donne une importance très notable à la situation précise de cette scissure; la scissure temporale parallèle au niveau du second pli de passage, est à 95 ou 98 millimètres de la suture coronale, et à 3 centimètres au-dessous de la bosse pariétale.

La *suture écailleuse* affleure le bord supérieur de la première circonvolution temporale, qu'elle abandonne au niveau de la racine antérieure du pli courbe, pour se porter en bas jusqu'à la troisième circonvolution temporale.

La scissure de Sylvius coïncide avec le trajet moyen de la suture écailleuse qu'elle surmonte à partir de la lèvre postérieure de la circonvolution pariétale ascendante. A son origine antérieure, en arrière de l'expansion de la seconde circonvolution sur le lobule orbitaire, elle est éloignée de 5 millimètres du ptérion.

La suture lambdoïde suit le trajet de la scissure occipitale transverse; l'astérion est à 1 ou 2 millimètres au-dessous du sillon, qui sépare la troisième circonvolution temporale, du pli accessoire, que la seconde circonvolution temporale envoie à la troisième circonvolution occipitale.

Le lambda est situé un peu au-dessous de la scissure perpendiculaire externe. Suivant Broca, il serait de 1 à 4 millimètres, tantôt au-dessus, tantôt au-dessous de cette suture qu'il appelle *occipitale transverse*. M. Turner pense qu'il est toujours au-dessous.

Les bosses pariétales correspondent à la scissure interpariétale au sommet du pli courbe; et les bosses frontales, à la partie antérieure de la première circonvolution frontale.

Lorsque la tête est recouverte de ses parties molles, ces indications, prises sur le squelette, ne peuvent guider le chirurgien dans l'application d'une couronne de trépan; il faut donc les transformer en points de repère faciles à saisir sur le vivant, permettant de préciser l'emplacement des divers centres moteurs.

Broca a donné dans la *Revue d'anthropologie*[1] un excellent procédé pour trouver le centre du langage. On détermine le point où la base de l'apophyse orbitaire externe se recourbe et se relève pour se continuer avec la crête temporale de l'os frontal. On mène, par ce point, une ligne horizontale à travers la fosse temporale; au cinquième centimètre, on élève une perpendiculaire sur laquelle on mesure 2 centimètres. Ce troisième point correspond au centre du langage.

Ce procédé est certainement le meilleur, et peut servir de base pour toutes les mensurations. On distingue, en effet, aisément sur le vivant la crête temporale au-dessus de la queue du sourcil, à l'union avec l'apophyse orbitaire externe. Ce point est à 30 *millimètres en avant du ptérion*, sur une ligne horizontale passant par le *ptérion* et la protubérance occipitale externe. Cette remarque est très importante, car elle permet, en prenant ce point de repère comme base, de reconstituer sur le vivant les divers détails crâniographiques précédemment décrits.

Le centre du langage est à 15 millimètres en arrière de la suture coronale au niveau du deuxième centimètre de cette suture. Pour déterminer ce centre sur le vivant, il suffira de compter sur une ligne horizontale 30 millimètres, plus 15 millimètres à partir de la crête temporale, c'est-à-dire 45 millimètres. De l'extrémité de cette ligne, on élèvera une perpendiculaire sur laquelle on prendra 2 centimètres. Ce second point aboutit au centre de la faculté du langage.

L'origine de la scissure de Rolando est située à 28 millimètres de la suture coronale à son deuxième centimètre. On déterminera ce point en mesurant de la crête temporale, sur une ligne horizontale menée par ce point, 28 millimètres, plus 30 millimètres, ou 58 millimètres. De ce point, on se portera à 2 centimètres en haut.

Le centre des organes de l'ouïe est placé sur la première circonvolution temporale, en arrière et au-dessous de l'origine de la scissure de Rolando. La détermination de ce centre, se fera d'après les mensurations données pour la recherche du pied de la scissure de Rolando, en se portant un peu plus bas.

Le centre des mouvements des yeux, au pli courbe, est indiqué par la situation de la scissure temporale parallèle, et par la bosse pariétale. Ces points de repère permettent d'arriver aisément sur le siège de ce centre, en mesurant 95 millimètres plus 30 millimètres sur une ligne horizontale, à partir de la crête temporale, et à 3 centimètres en bas, à partir de la bosse pariétale. Ce point trouvé correspond

1. 1876, t. V, p. 242.

à la scissure pariétale, il suffit de se reporter un peu en avant pour atteindre le pli courbe.

Pour la recherche des centres moteurs situés à la région supérieure de l'hémisphère, on a choisi comme point de repère le bregma. Ce point n'est pas facile à reconnaître sur le vivant. Broca s'est servi de l'*équerre flexible auriculaire* [1]. Cet instrument se compose de deux lames très flexibles en acier, réunies à angle droit. Au point de jonction, est un petit tourillon qu'on place dans le conduit auditif; la branche horizontale est amenée sous la sous-cloison du nez et la branche verticale courbée sur la tête. Le point où cette branche coupe la ligne médiane est le bregma. Lucas-Championnière prend un ruban métrique, qu'il tend d'un conduit auditif à l'autre, la tête étant placée dans la position du regard horizontal. Le point où ce ruban coupe la ligne médiane est le bregma. Il se sert encore d'une feuille de carton découpée, placée, dans le plan auriculo-bregmatique, à cheval sur la tête, et perpendiculaire au regard horizontal.

Sans avoir une grande habitude, on trouve facilement le lambda, au-dessus de la bosse cérébrale, en dessous de la saillie que forme souvent l'obélion. Un intervalle de 13 centimètres sépare le bregma du lambda. Les variations en plus ou en moins ne dépassent pas 4 ou 5 millimètres; l'extrémité supérieure de la scissure de Rolando étant éloignée de 47 à 48 millimètres du bregma, il existe par conséquent un espace de 83 millimètres de la scissure de Rolando au lambda.

La détermination facile du lambda et le peu de variations dans les distances m'ont permis d'enfoncer sur le cadavre, devant le docteur Virolle, une fiche dans la scissure de Rolando, au point où elle s'infléchit vers la face interne, entre l'extrémité supérieure des deux circonvolutions ascendantes, sans qu'aucune d'elles n'ait été atteinte.

L'extrémité supérieure de la scissure de Rolando étant fixée, ainsi que son extrémité inférieure, on pourra indiquer son trajet et déterminer successivement le siège des centres moteurs, qui se trouvent placés en avant ou en arrière de cette scissure, vers sa partie moyenne ou à sa région supérieure, suivant qu'on adopte les localisations indiquées par Fritsch et Hitzig, Ferrier ou Charcot.

Pour la recherche des centres qui occupent l'extrémité postérieure de la première ou de la seconde circonvolution frontale, il serait préférable de se guider sur le trajet de la suture coronale, plus facile à déterminer que le tracé sinueux de la scissure de Rolando, et plus en rapport avec ces centres. Il est utile de remarquer que l'espace triangulaire compris entre la scissure coronale, à partir de son deuxième centimètre, et le tracé de la scissure de Rolando, renferme la majorité des centres moteurs. Si l'on joint à ce triangle une bande de 1 centimètre d'épaisseur, paral-

1. *Bull. de la Soc. d'anthrop. de Paris*, 6 février 1873.

lèlement à sa ligne postérieure, on aura circonscrit à peu près toute la zone excitable de l'hémisphère.

Une fiche, enfoncée à travers la bosse frontale, pénètre dans le cerveau à l'origine de la première circonvolution frontale, un peu au-dessus du pli anastomotique de la première avec la seconde circonvolution frontale. Celle que l'on fait pénétrer à travers les bosses pariétales, atteint le bord supérieur du pli courbe ou la scissure interpariétale.

APPLICATIONS DE L'ÉTUDE DES LOCALISATIONS A LA PATHOLOGIE

La découverte de la localisation des centres moteurs à la substance corticale du cerveau a peu modifié le traitement des affections cérébrales, mais on ne saurait nier qu'elle ait imprimé une impulsion considérable à l'étude des maladies de l'encéphale, et fourni l'explication anatomique des phénomènes cliniques demeurés obscurs jusqu'à ce jour.

Les leçons sur l'hémiplégie et l'hémianesthésie de causes cérébrales, faites par le savant clinicien de la Salpêtrière; ses observations relatives à la lésion des régions motrices, ont jeté une vive lumière dans ce domaine de la pathologie médicale, qui avait tant préoccupé l'esprit d'hommes des plus remarquables, et ont donné aux médecins la faculté de pouvoir préciser le siège des lésions qui provoquent tel ou tel symptôme.

Si l'application immédiate à la thérapeutique des notions acquises n'est pas encore possible, rien cependant ne peut faire supposer qu'elle ne deviendra pas un jour une des principales ressources, le guide certain de la médication. Le clinicien ne saurait rester étranger à ce progrès immense accompli dans ces dernières années, puisqu'il est de son devoir de ne négliger rien de ce qui peut l'aider à combattre un mal qu'il peut être appelé à traiter.

Le chirurgien au contraire bénéficie absolument de ces précieuses découvertes; les localisations et la topographie crânio-cérébrale sont l'étude préliminaire de l'opération du trépan. Guidé par l'ensemble des notions physiologiques, cliniques et organographiques, le chirurgien peut porter un diagnostic certain, juger si l'intervention est utile ou nécessaire, ouvrir la boîte crânienne dans un point déterminé, et arriver d'une main sûre au siège de la lésion.

Cette question a été vivement débattue à la Société de chirurgie et défendue avec le plus grand talent par Proust et Terrillon, Lucas-Championnière, Gosselin, Pozzi, etc. La signification des localisations cérébrales, leur influence sur les indications du trépan, leur valeur comme guide de l'opération ne sauraient être discutées aujourd'hui. Leur rôle n'est pas sans cesse prédominant; l'examen de la plaie, la nature de la lésion, la marche ou l'étendue des symptômes, des accidents consécutifs au traumatisme, forment un ensemble qui indiquera au chirurgien s'il doit intervenir et sur quel point doit porter l'opération.

Les avantages du trépan *préventif* et *hâtif*, exposés par Sédillot, ne se montrent que dans les cas d'enfoncement considérable du crâne, avec fracture multiple. Le trépan primitif trouve son application lorsqu'il existe une hémiplégie totale, des convulsions dues à un enfoncement limité du crâne, ou une perte de connaissance avec stertor, à la suite d'une contusion du crâne.

La trépanation sera toujours utile pour l'extraction des esquilles, d'une exostose; pour l'évacuation de collections sanguines comprises entre la dure-mère et le crâne; pour donner une issue à une collection purulente située entre le crâne et la dure-mère, ou dans la substance cérébrale, comme l'indique l'exemple remarquable rapporté par Broca.

Lorsqu'il y a fracture du crâne et déchirure de la dure-mère, le trépan ne peut aggraver la situation ; on peut donc l'appliquer sans crainte, dans le cas de collections sanguines ou purulentes. Lorsque le diagnostic est certain, le chirurgien ne doit pas hésiter à intervenir. Si l'on n'intervient pas, le malade succombe, ou, tout au moins, conserve une paralysie incurable.

Les symptômes qui ont le plus souvent motivé l'opération du trépan sont les hémiplégies totales ou dissociées, les convulsions épileptiformes qui sont les manifestations d'un état de souffrance ou d'irritation d'une zone motrice ou d'un centre moteur atteint isolément. Dans ces circonstances, les localisations cérébrales ont désigné le siège, l'étendue de la lésion, indiqué l'opération et précisé le lieu où elle devrait être pratiquée. La signification des localisations demeure en concordance avec la séméiotique dans les cas de contre-indications du trépan. Cette opération est contre-indiquée principalement dans le coma profond et la paralysie générale ; les localisations apprennent, en effet, que ces symptômes se rapportent à une lésion diffuse et généralisée des méninges ou du cerveau, auquel cas l'opération du trépan est sans utilité.

Les relations de quelques observations remarquables feront comprendre toute l'importance d'une intervention chirurgicale judicieuse, et serviront de guide dans les cas analogues qui pourraient se présenter dans la pratique.

Obs. XLI. — *Observation de Broca*[1]. *Résumé.*

Pierre Barron, trente-huit ans, entre à la Pitié le 27 juin 1871. Cet homme a été atteint, le 26 juin, d'un coup de pied de cheval qui a produit, dans la région fronto-pariétale gauche, une plaie contuse avec dénudation des os. Érysipèle combattu avec succès. Le 23 juillet, la plaie est en bonne voie de cicatrisation; le 24, le malade est inquiet, agité; céphalalgie; pas de fièvre. Le 25, vomissements. Le 26, abattement; temp. 38, pouls 84. Le malade répond à toutes les questions : *ça ne va pas mal.*

Broca diagnostique une lésion de la troisième circonvolution frontale gauche.

Le 26 au soir, stupeur, main droite paralysée; sensibilité du membre droit supérieur diminuée; pas de déviation de la langue; réponses inarticulées; temp. 38°,2, pouls 72.

Le 27, coma, membres droits flaccides; paralysie faciale; respiration stertoreuse; pouls 80.

Trépanation. — Au moment où la rondelle d'os est enlevée, il s'écoule un pus blanc crémeux; la face externe de la dure-mère est intacte. Vers midi, le malade reprend connaissance, il essaye inutilement de parler, on lui offre à boire, il prend le verre de la main gauche et boit.

A 4 heures, coma; le soir, Broca, assisté de Trélat, fait une ponction explorative, avec un trocart fin, au niveau de la scissure de Sylvius; pas d'écoulement de pus, la canule est retirée.

Le 28, convulsions épileptiformes, principalement du côté droit, coma, stertor, respiration inégale, embarrassée. Mort le 29.

Autopsie. — Pas de fracture ni de félure au crâne. L'hémisphère droit et sain.

Hémisphère gauche : La partie de la dure-mère en contact avec le pus est noirâtre; à ce niveau, la pie-mère est opaque et épaissie par une infiltration de pus. Vaste nappe de pus dans la partie antérieure de la scissure de Sylvius. Adhérences des membranes avec la substance corticale, de la troisième circonvolution frontale, rouge et ramollie.

Obs. XLII. — *Observation de M. Cras (de Brest)*[2]. *Résumé.*

Fracture du crâne remontant à trente-huit ans; fistule persistante à la région frontale; intégrité des fonctions cérébrales pendant trente ans. Affaiblissement progressif de toutes les fonctions; phénomènes de compression; hémiplégie; amblyopie ; pertes des facultés intellectuelles.

Trépanation du frontal; issue d'une grande quantité de pus; guérison.

1. *Sur la topographie crânio-cérébrale, Rev. d'anthrop.*, t. V, n° 2, 1876. — 2. Séance de la Soc. de chirurgie du 20 décembre 1876.

OBS. XLIII. — *Observation de M. J. Lucas-Championnière*[1]. *Résumé.*

Heft (Charles), vingt-six ans, cordonnier, entre à l'hôpital de Lariboisière dans la nuit du 15 au 16 novembre 1874. Sans renseignements.

Le 16, à la visite, décubitus dorsal, respiration lente et régulière, pouls calme et lent; assoupissement profond, face immobile et sans déformation. En secouant le malade, on parvient à lui faire ouvrir un peu les yeux; sensibilité conservée partout; les mouvements du membre supérieur droit sont abolis en partie. Petite plaie très superficielle du cuir chevelu, au niveau de la bosse pariétale gauche. Le malade ne parle pas; il retombe dans la stupeur aussitôt qu'on cesse de l'exciter.

Le 20 novembre, Lucas-Championnière prend le service : même stupeur, paralysie incomplète du membre supérieur droit; la sensibilité persiste. Temp. sur le bras droit 33°,1 et sur le bras gauche 33°, 9.

La tête rasée, on aperçoit une petite plaie de 1 centimètre et demi environ, parfaitement sèche, comme faite avec un couteau. Pas de gonflement ni d'empâtement autour; pas de douleur à la pression; pas d'inégalités. Il n'y a pas eu d'écoulement sanguin par l'oreille; on ne constate pas d'écoulement de sérosité. Le soir, le malade est pris d'accidents convulsifs.

21 novembre. La stupeur est augmentée, il y a plus de difficulté à éveiller le malade; accès convulsifs pendant la visite; les mouvements sont généralisés, excepté dans la main et l'avant-bras droit. Au contraire, les convulsions sont très prononcées dans le membre supérieur gauche.

Dans la soirée, reprise des attaques convulsives, qui se succèdent toute la nuit et se continuent le matin.

Le 23 novembre, aggravation très considérable. Les convulsions se succèdent presque sans interruption; la tête est renversée et subit des mouvements de latéralité, prédominants vers la droite.

Le bras droit est secoué par les muscles de l'épaule; pas de mouvements dans les muscles du bras et de la main. Figure un peu pâle; lèvres cyanosées; écume abondante : cette attaque est analogue à une attaque d'épilepsie vraie.

La stupeur est plus profonde après chaque accès; la sensibilité persiste; le pouls est très petit, entre 70 et 80; la respiration est très embarrassée, la petite plaie antérieure reste réunie; pas de trace de fracture; aucune inégalité n'est sentie à la périphérie; la température baisse; la mort paraît imminente.

M. Lucas-Championnière, se fondant sur l'analyse des symptômes précédents, considérant que les accès épileptiformes sont accompagnés d'une hémiplégie limitée, suppose l'existence d'une fracture de la table interne, avec esquilles et épanchement sanguin comprimant et irritant le cerveau et ses membranes; il décide l'application d'une couronne de trépan.

1. *Les localisations cérébrales au point de vue de l'application du trépan* (Soc. de chir., 1876) ; *Journ. de méd. et de chir. pratiques*, 1876, p. 427

On constate en avant un enfoncement du crâne peu considérable, mais à fragments multiples et solidement enchevêtrés les uns dans les autres. Une seconde incision formant un demi-T, découvre tout le foyer de la fracture. L'os est ruginé avec soin; le petit pont osseux et les fragments sont enlevés avec un davier, ainsi que les pointes qui limitaient l'ouverture devenue fort irrégulière.

On voit au fond de la plaie du sang épanché sur les méninges et une esquille détachée, qui semble implantée dans la dure-mère, et dont l'extraction ne peut être faite qu'après avoir brisé un coin de l'ouverture osseuse.

La plaie régularisée est lavée avec de l'eau phéniquée et alcoolisée (2 p. 100), le pansement est appliqué.

Amélioration insensible.

Le 26, le malade déglutit bien les aliments, la paralysie du bras a disparu. Température 36°,8 matin et soir.

Le 27, l'état est excellent, le malade est assis sur son lit, la plaie suppure abondamment.

Le 6 décembre, le malade, qui n'a pu encore articuler un mot, prononce distinctement les mots *oui* et *non;* la parole devient chaque jour plus nette.

Le 15 décembre, le malade se lève. Le 1er janvier il lit et écrit facilement. La guérison est complète.

§ XLV. — *Observation de MM. Proust et Terrillon*[1]. *Résumé.*

Un jeune homme de dix-neuf ans entre le 24 octobre à l'hôpital Saint-Antoine (service de M. Proust); il est atteint d'une hémiplégie faciale droite, limitée aux muscles innervés par le facial inférieur; le frontal et l'orbiculaire de la paupière droite se contractent d'une façon normale.

La langue est déviée à droite et la luette à gauche; paralysie incomplète du bras droit; sensibilité conservée; fourmillements à l'extrémité des doigts et à la main, remarquable par sa maladresse; contractilité faradique conservée; hébétude, un peu d'assoupissement et une indifférence notable pour tout ce qui environne le malade. Sa difficulté à trouver les mots, employés souvent l'un pour l'autre, et pour exprimer ses idées, fait admettre un peu d'aphasie. Rien d'anormal au membre inférieur droit; le côté gauche est sain.

Il existe sur la région pariétale gauche une plaie de 3 centimètres de longueur, à 9 centimètres au-dessus du conduit auditif, faite par un coup de sabre-baïonnette, reçu le 8 octobre, suivi d'une perte de sang assez abondante et d'une perte de connaissance d'un quart d'heure; le lendemain, nouvelle perte de connaissance très courte, puis étourdissement, lourdeur de tête durant toute la journée, sans aucun trouble du mouvement ou de la parole. En sortant de Mazas, le 17, il était dans un état très satisfaisant, lorsque vers le 19 ou 20 octobre, il éprouva de la peine à trouver

1. Bull. acad. de méd., 28 novembre 1876. — Gaz. heb., 1876, p. 755-761 et 1877 p. 695.

ses mots; sa parole s'embarrassa graduellement, en même temps que la main droite s'affaiblissait. Pas de vomissements, de convulsions ou de contractures.

Proust, considérant que la paralysie était localisée au bras droit, du côté opposé au siège de la blessure, et que les phénomènes ne s'étaient manifestés que onze jours après, supposa une compression ou une irritation résultant d'un travail inflammatoire secondaire, provoqué par un enfoncement du crâne. Après une exploration minutieuse faite par Terrillon, la trépanation fut décidée et pratiquée le 27.

Une *amélioration évidente, presque instantanée*, fut constatée; l'hémiplégie faciale est peu modifiée, mais la paralysie du bras est beaucoup moins intense; le malade trouve ses mots facilement, il peut même compter depuis quatre-vingt-dix jusqu'à quatre-vingt-dix-sept très distinctement; l'hébétude a presque complètement disparu. L'amélioration continue tous les jours; le malade est guéri le 25 novembre.

Obs. XLV. — *Observation de M. Marvaud, médecin-major, agrégé du Val-de-Grâce*[1]. *Résumé.*

Berchon, dix-huit ans, entre à l'hôpital de Mascara le 18 juillet 1875, avec le diagnostic : plaie du cuir chevelu et du crâne datant de quatorze jours.

Il avait reçu dans une rixe un coup de feu, presque à bout portant, qui avait produit, dans la région temporale gauche et en arrière de l'oreille, un sillon de 8 centimètres de longueur sur 3 centimètres de largeur. Rentré chez lui à pied, il perdit connaissance. Le Dr Uhlmann le trouva étendu, le visage pâle, les yeux fermés; des *mouvements convulsifs* se produisaient de temps à autre dans différentes parties du corps et *surtout dans les membres inférieurs*. Pouls petit, lent; respiration pénible, stertoreuse. Le 12 juillet, survient une paralysie du côté droit, qui s'étend à la face; le malade marmotte des paroles incompréhensibles, ne répond pas aux questions qu'on lui adresse. Il est transporté à l'hôpital.

La plaie paraît en voie de guérison; on aperçoit au fond la partie osseuse mise à nu; le péricrâne est enlevé, l'os présente une teinte noirâtre. On constate avec le stylet une fêlure dirigée horizontalement, qui semble s'étendre vers l'angle antérieur de la plaie.

L'état général du blessé présente les désordres les plus graves : A gauche, prolapsus de la paupière supérieure; dilatation de la pupille, avec strabisme externe; à droite, paralysie du côté droit de la face. La déglutition se fait avec peine, le malade ne peut tirer la langue hors de sa bouche. Hémiplégie complète du côté droit; sensibilité abolie.

Les selles et les urines sont involontaires. L'intelligence est très affaiblie ; quand on demande au malade quel est son âge, il répond « dix-huit jours » ; quand on l'interroge sur sa famille, sur le nombre de ses frères, il répond qu'il en a sept, et il continue à répondre sept à toutes les autres questions. Pas de fièvre.

La crainte de créer une communication entre le foyer de la fracture et l'air extérieur

1. *Contributions à l'histoire du trépan* (*Bull. de la Soc. de chirur.*, 1876), nouvelle série, t. II, p. 97.

n'étant pas à redouter, puisqu'elle existe déjà, l'opération du trépan est décidée et faite le lendemain.

Une couronne est appliquée sur la fissure, la dure-mère est mise à nu, et trois esquilles sont retirées.

Quelques instants après, le malade ouvrait l'œil gauche. La main droite paralysée exécute des mouvements, l'élocution devient plus facile.

Le 10 août, la plaie est fermée, l'intelligence revenue, la physionomie a repris l'expression habituelle; ses réponses sont lentes, mais justes. La sensibilité et la motilité ont reparu dans le bras droit.

Au commencement de septembre la cicatrisation de la plaie est terminée; dans le courant de novembre la guérison est complète.

Ces quelques observations sont des exemples incontestables des effets heureux, immédiats, de la trépanation. Dans celles de MM. Terrillon et Marvaud, on voit disparaître les symptômes au fur et à mesure que l'opération s'achève, et le chirurgien assiste au retour progressif des fonctions éteintes ou émoussées par la lésion. C'est certes la plus grande des satisfactions que puisse éprouver un opérateur.

La première observation n'a pas eu pour le malade des résultats aussi avantageux; mais elle n'en demeure pas moins une démonstration péremptoire de la précision que peut acquérir l'application des études crânioscopiques, bien que Gosselin ait fait remarquer [1] que l'aphasie avait guidé vers l'abcès, « mais n'avait pas donné de renseignements sur la suppuration encéphalique diffuse qui rendait l'opération inutile »; l'indication topographique avait été nettement précisée, une complication, un phénomène accidentel seul a influé sur les résultats immédiats de l'opération.

Autrefois on n'était guidé que par les lésions visibles, ou bien on trépanait au hasard; aussi l'opération du trépan était-elle réservée pour des cas exceptionnels. Les notions physiologiques nouvelles, la découverte de la localisation des centres moteurs, sont aujourd'hui de puissants auxiliaires pour préciser le diagnostic des affections cérébrales, pour l'interprétation des symptômes fonctionnels; les indications et les contre-indications de l'opération du trépan sont plus faciles à poser. La topographie crânio-cérébrale fournit des données certaines qui permettent d'atteindre les centres moteurs avec toute la précision désirable. L'embarras du chirurgien n'est plus ce qu'il était il y a quelques années; il peut ouvrir le crâne au point même où se trouve le mal; il ne saurait donc hésiter devant une opération nettement indiquée, et il est de son devoir d'être beaucoup plus hardi qu'il ne l'a été jusqu'ici.

1. *Acad. de méd.*, 1er novembre 1877.

PLANCHE I

DESCRIPTION DE LA FACE EXTERNE DU CERVEAU

PLANCHE .

DESCRIPTION DE LA FACE EXTERNE DU CERVEAU

Parties accessoires.

Le crâne est scié d'avant en arrière près du plan médian. Une coupe, à travers les téguments de la face, réunit les deux extrémités de cette section; la dure-mère, l'arachnoïde et la pie-mère sont enlevées.

A. section du cuir chevelu, des muscles : B. fronto-occipital et C. temporal; D. coupe du crâne et de la dure-mère; E. suture coronale; F. suture occipitale; G. coupe de la crête formée par l'os frontal et les ailes du sphénoïde; H. sinus frontal; I. sinus latéral gauche coupé perpendiculairement; J. tente du cervelet; K. cervelet; L. bulbe rachidien.

Scissures principales.

f. 1. Scissure frontale supérieure; *f*. 2. scissure frontale inférieure, ou sourcilière; *f*. 3. scissure parallèle frontale; *f'*. 3. son tronçon inférieur; S. scissure de Sylvius; *s'*. sa branche horizontale; *s''*. sa branche verticale; R. scissure de Rolando; *i. p.* scissure interpariétale; *t*. 1. scissure temporale parallèle; *t*. 2. sillon temporo-sphénoïdal; *p. o.* scissure perpendiculaire externe; *o. s.* scissure occipitale supérieure; *o. i.* scissure occipitale inférieure; *o*. scissure occipitale transverse; *f. p.* encoche correspondant à la scissure fronto-pariétale interne.

Circonvolutions.

F. 1. première circonvolution frontale; F. 2. seconde circ. frontale; F. 3. troisième circ. frontale ou circonvolution de Broca; *p. a.* pli anastomotique des premières et secondes circonvolutions frontales; *r. e.* racine externe de la seconde circonvolution frontale; F. A. quatrième circonvolution frontale ou frontale ascendante; P. A. Circonvulution pariétale ascendante; P. 1. lobule pariétal supérieur; P. 2. lobule du pli courbe ou pariétal inférieur; P. C. pli courbe; R. A. P. C. Racine antérieure du pli courbe; P'. 1. première circ. de passage pariéto-occipitale; P'. 2. seconde circ. de passage pariéto-occipitale; R. P. P. C. Racine postérieure du pli courbe; T. 1. première circ. temporale; T. 2. seconde circ. temporale; T. 3. troisième circ. temporale; *o*. 1. première circ. occipitale; *o*. 2. seconde circ. occipitale; *o*. 3. troisième circ. occipitale.

O. DOIN Éditeur

F. Gavoy del.

DESCRIPTION DE LA FACE EXTERNE DU CERVEAU

PLANCHE II

DESCRIPTION DE LA FACE SUPÉRIEURE DU CERVEAU

PLANCHE II

DESCRIPTION DE LA FACE SUPÉRIEURE DU CERVEAU

•

Parties accessoires.

Le crâne est scié horizontalement suivant un plan passant au-dessus des sourcils, par le sommet du pavillon des oreilles et la protubérance occipitale externe.

A. section de la peau, des muscles : B. fronto-occipital ; C. temporal ; D. coupe des parois du crâne et de la dure-mère ; E. section du sinus longitudinal supérieur ; F. son orifice antérieur ; G. son orifice postérieur.

Scissures principales.

f. 1. scissure frontale supérieure ; *f.* 2. scissure frontale inférieure ou sourcilière ; *f.* 3. scissure parallèle frontale ; R. scissure de Rolando ; *i. p.* scissure interpariétale ; *p. o.* scissure perpendiculaire externe ; *o. s.* scissure occipitale supérieure ; *o. i.* scissure occipitale inférieure ; *o.* scissure occipitale transverse ; *f. p.* partie terminale de la scissure fronto-pariétale interne.

Circonvolutions.

F. 1. première circonvolution frontale ; F. 2. seconde circ. frontale ; *p. a.* pli anastomotique de la première et de la seconde circ. frontales ; F. 3. troisième circ. frontale ou circ. de Broca ; F. A. quatrième circ. frontale ou frontale ascendante ; P. A. circonvolution pariétale ascendante ; P. 1. lobule pariétal supérieur ; P. 2. lobule pariétal inférieur ; P. C. pli courbe ; P'. 1. premier pli de passage ; P'. 2. second pli de passage ; *o.* 1. première circonvolution occipitale.

DESCRIPTION DE LA FACE SUPÉRIEURE DU CERVEAU

PL. II

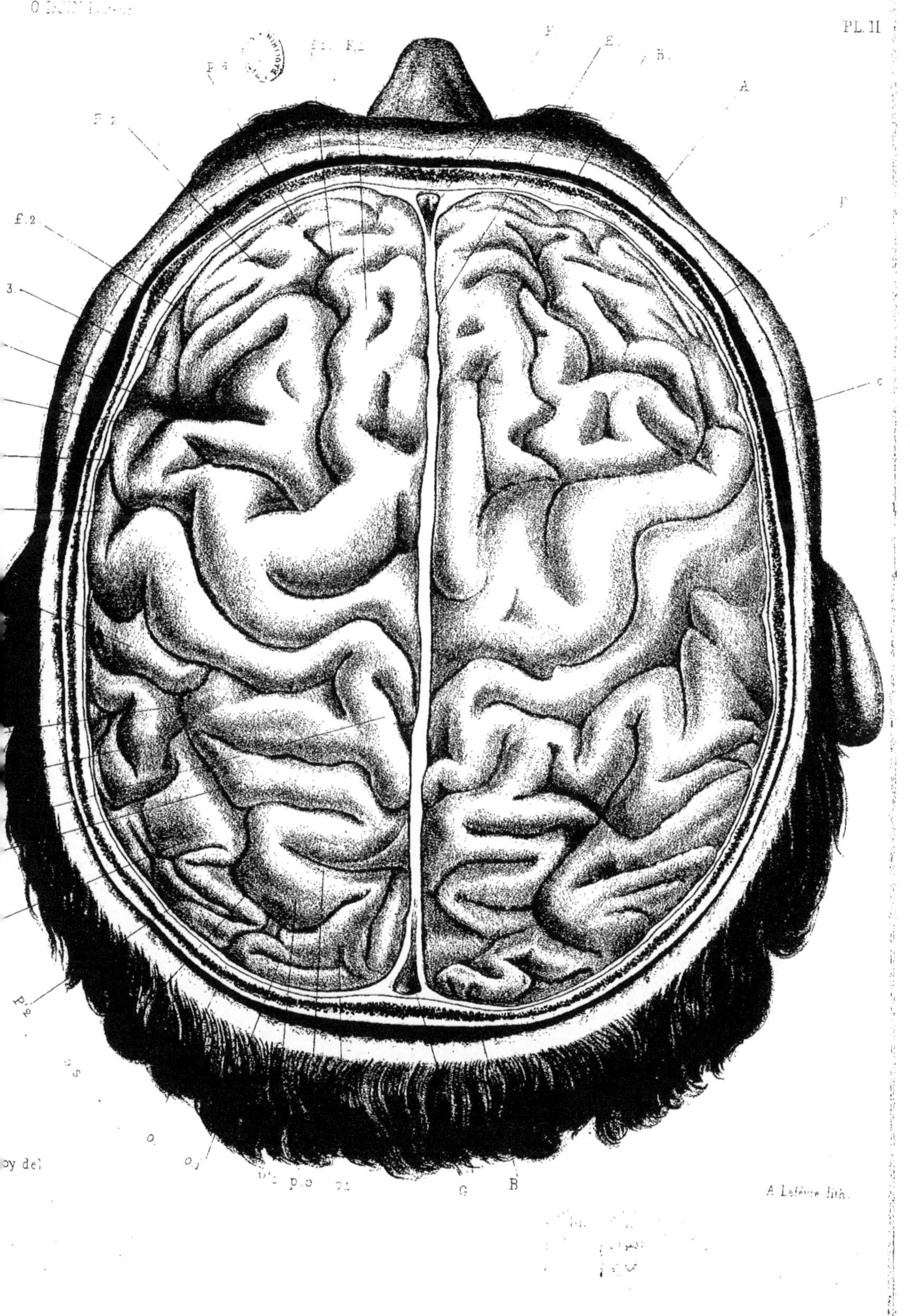

A. Lefèvre lith.

PLANCHE III

DESCRIPTION DE LA FACE INTERNE DU CERVEAU

PLANCHE III

DESCRIPTION DE LA FACE INTERNE DU CERVEAU

Parties accessoires.

Le crâne et la face sont sciés verticalement d'avant en arrière sur le plan médian.
Le cervelet est enlevé pour laisser voir les circonvolutions inféro-internes.

A. section du cuir chevelu; B. du muscle fronto-occipital; C. coupe des parois du crâne et de la dure-mère; D. de l'os frontal; E. des os propres du nez; F. du corps du sphénoïde; G. cloison des fosses nasales; I. sinus frontaux; K. sinus sphénoïdal; L. sinus longitudinal supérieur; M. pressoir d'Hérophile; N. section du pédoncule cérébral; P. coupe du Chiasmac.

Scissures principales.

c. m. scissure festonnée; *f. p.* scissure fronto-pariétale interne; *c.* encoche correspondant à la terminaison de la scissure de Rolando; *p. o.* scissure perpendiculaire interne; *o. c.* scissure des hippocampes; *o. c'.* rameau supérieur; *o. c''.* rameau inférieur.

Circonvolutions.

F. 1. première circonvolution frontale interne; G. *f.* seconde circ. frontale interne ou circonvolution crêtée; F. I. lobule frontal interne; P. 1. lobule pariétal interne; *o. z.* lobule occipital interne; L. *e.* lobulus extremus de Ecker; T. 4. Première circ. temporo-occipitale; T. 5. seconde circ. temporo-occipitale; U. pli unciforme; H. circonvolution de l'hippocampe; *c. c.* corps calleux recouvrant le trigone cérébral.

E. Gavoy del.

A. Lefèvre lith.

PLANCHE IV

DESCRIPTION DE LA FACE INFÉRIEURE DU CERVEAU

PLANCHE IV

DESCRIPTION DE LA FACE INFÉRIEURE DU CERVEAU

Parties accessoires.

Section du crâne suivant un plan horizontal passant au-dessous de la protubérance occipitale externe et par la bosse frontale moyenne. Le cerveau est vu renversé dans la voûte du crâne.

A. section de la peau et du cuir chevelu ; B. du muscle fronto-occipital ; C. du muscle temporal ; D. coupe du crâne et de la dure-mère ; E. sinus frontaux ; F. sinus longitudinal supérieur au-dessus du pressoir d'Hérophile ; G. orifices veineux de l'origine antérieure du sinus longitudinal supérieur ; I. nerf olfactif ; J. substance perforée antérieure ; K. chiasma des nerfs optiques ; L. tige pituitaire sur le tuber cinereum ; M. tubercules mamillaires ; N. espace inter-pédonculaire, substance perforée postérieure de Vicq d'Azyr ; O. pédoncules cérébraux ; P. coupe de la protubérance annulaire ; Q. corps calleux ; R. coupe du sinus longitudinal inférieur.

Scissures.

f. 4. scissure olfactive ; *f.* 5. scissure orbitaire ; *t.* 2. sillon temporo-sphénoïdal ; *t.* 3. première scissure temporo-occipitale ; *t.* 4. seconde scissure temporo-occipitale ; *o. c.* scissure des hippocampes.

Circonvolutions.

F. 1. gyrus rectus ; F. 2. circonvolution frontale moyenne ; F. 3. circonvolution frontale inférieure ; T. 2. seconde circ. temporale ou temporale moyenne ; T. 3. troisième circ. temporale ou temporale inférieure ; T. 4. première circ. temporo-occipitale ; T. 5. seconde circ. temporo-occipitale ; H. partie antérieure de la seconde circonvolution temporo-occipitale, nommée lobule des hippocampes ; U. repli interne de cette même circonvolution appelé pli unciforme.

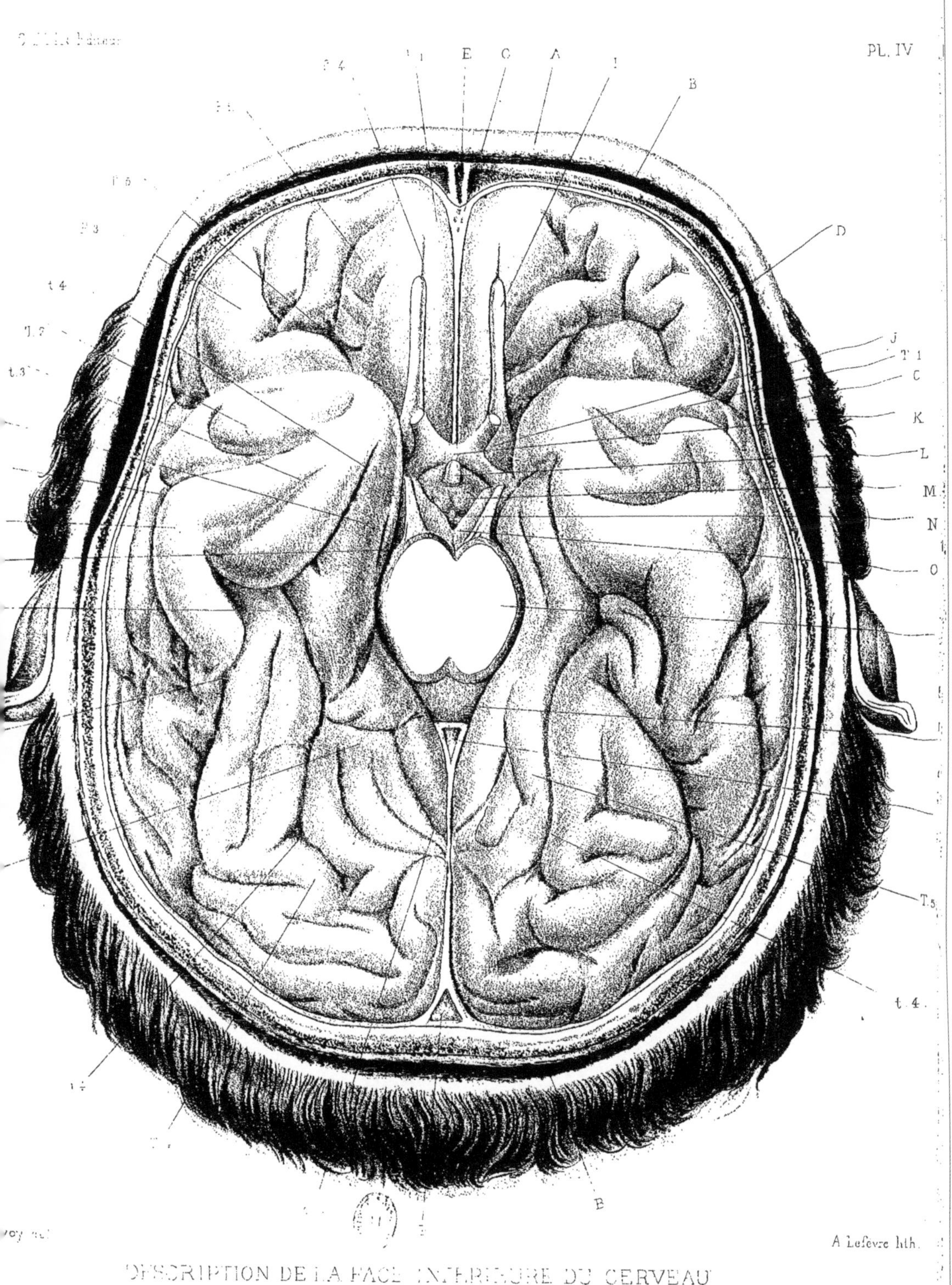

DESCRIPTION DE LA FACE INFÉRIEURE DU CERVEAU

PLANCHE V

ORIGINE APPARENTE DES NERFS A LA FACE INFÉRIEURE DE L'ENCÉPHALE

PLANCHE V

ORIGINE APPARENTE DES NERFS A LA FACE INFÉRIEURE DE L'ENCÉPHALE

Parties accessoires.

La voûte du crâne renversée, montre le plan inférieur de toute la partie des centres nerveux contenue dans la cavité crânienne : le cerveau, le cervelet, l'isthme de l'encéphale et le bulbe rachidien, dont l'ensemble est appelé *encéphale*.

A. section du cuir chevelu, des muscles: B. fronto-occipital, C. temporal ; D. coupe du crâne et de la dure-mère ; E. sinus frontaux ; F. sinus longitudinal supérieur, au-dessus du pressoir d'Hérophile ; G. orifices veineux de l'origine antérieure du sinus longitudinal supérieur ; H. lobule orbitaire ; I. lobe temporo-sphénoïdal ; J. lobe occipital ; K. cervelet ; L. protubérance annulaire ou pont de Varole ; M. Pédoncules cérébelleux moyens ; N. pyramides antérieures ; O. bulbe rachidien ; P. collet du bulbe ; Q. sillon médian antérieur du bulbe.

Nerfs crâniens ou encéphaliques.

1 Nerf olfactif. — 1re paire, nerf de sensibilité spéciale.
2 Nerf optique. — 2e paire, nerf de sensibilité spéciale.
3 Nerf moteur oculaire commun. — 3e paire, nerf moteur.
4 Nerf pathétique. — 4e paire, nerf moteur.
5 Nerf trijumeau. — 5e paire, nerf mixte.
6 Nerf moteur oculaire externe. — 6e paire, nerf moteur.
7 Nerf facial. — 7e paire, nerf moteur.
8 Nerf auditif ou acoustique. — 8e paire, nerf de sensibilité spéciale.
9 Nerf glosso-pharyngien. — 9e paire, nerf sensitif.
10 Nerf pneumogastrique ou nerf vague. — 10e paire, nerf sensitif.
11 Nerf spinal ou accessoire de Willis. — 11e paire, nerf moteur.
12 Nerf grand hypoglosse. — 12e paire, nerf moteur.

Nerfs rachidiens.

13 Origine apparente des premières paires cervicales des nerfs rachidiens.

DOIN Editeur

PL. V.

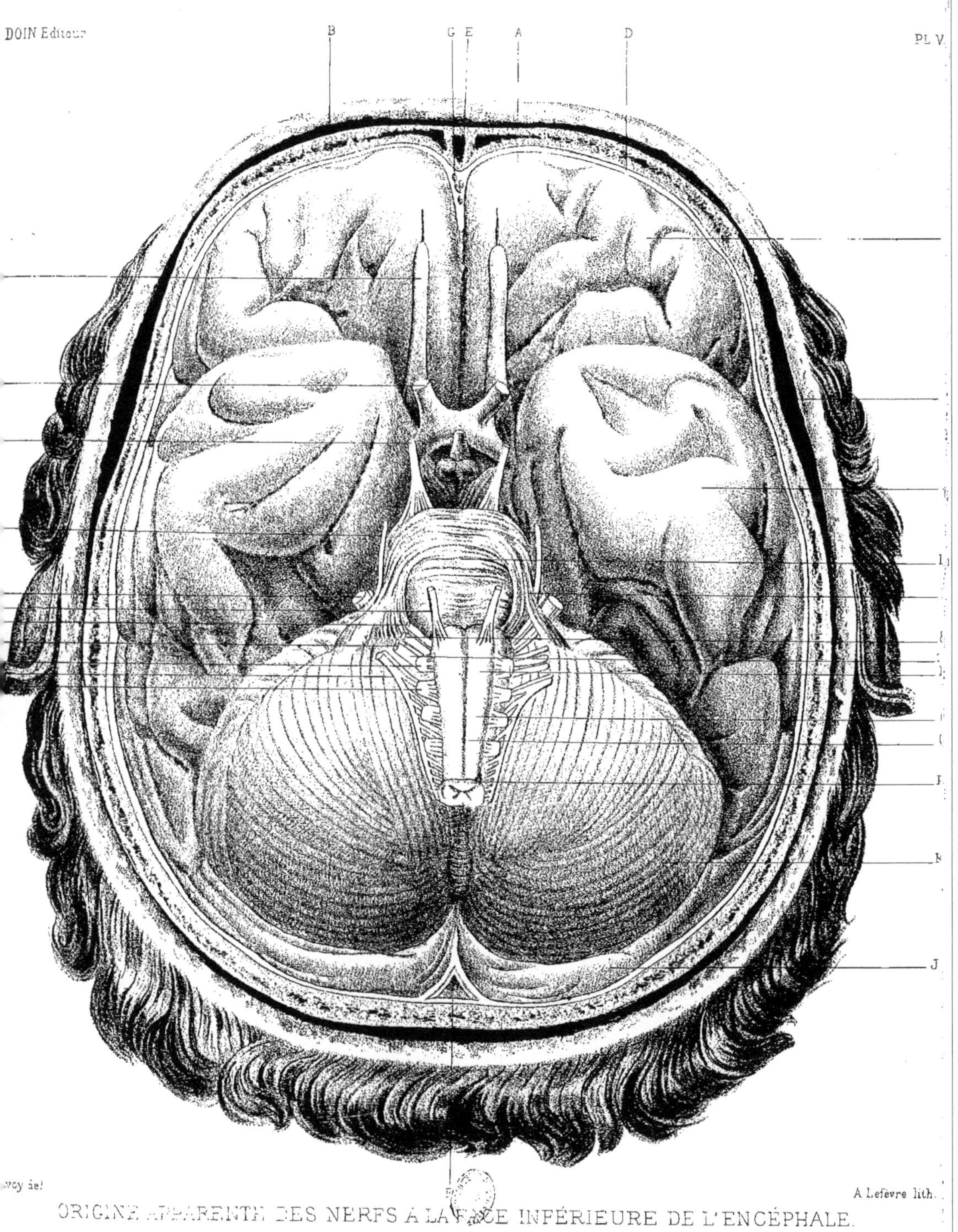

...voy del.

A. Lefèvre lith.

ORIGINE APPARENTE DES NERFS À LA FACE INFÉRIEURE DE L'ENCÉPHALE.

Imp. Lemercier & Cie 57 r. de Seine. Paris

PLANCHE VI

CENTRE OVALE DE VIEUSSENS

PLANCHE VI

CENTRE OVALE DE VIEUSSENS

Parties accessoires.

Le crâne est scié suivant un plan horizontal passant au-dessus de la bosse frontal e moyenne et par la protubérance occipitale externe.

Le cerveau est coupé horizontalement au niveau de la face supérieure du corps calleux, en soulevant le bord supérieur du sinus ou ventricule du corps calleux.

A. section de la peau et du cuir chevelu, des muscles : B. fronto-occipital et C. temporal; D. coupe des parois du crâne et de la dure-mère; E.E'. orifices résultant de la section du sinus longitudinal supérieur; F. section du sinus droit; G. sinus frontaux.

Région centrale.

1. première circonvolution frontale; 2. seconde circ. frontale; 3. circonvolution de Broca; 4. circ. frontale ascendante; 5 circ. pariétale ascendante; 6 circ. R. A. P. C; 7. extrémité postérieure de la scissure interlobaire de l'insula; 8. circonvolution du pli courbe; 9. extrémité supérieure de la scissure temporale parallèle; 10. deuxième pli de passage; 11. seconde circ. occipitale; 12. scissure perpendiculaire interne; 13. lobule occipital interne; 14. face supérieure du corps calleux; 15. bourrelet; 16. genou; 17. tractus longitudinaux, appelés nerfs de Lancisi; 18. tractus transversaux; 19. irradiations des fibres commissurantes; 20. saillie de la voûte formée par le corps calleux sur les cornes frontales, sphénoïdale et occipitale du cerveau.

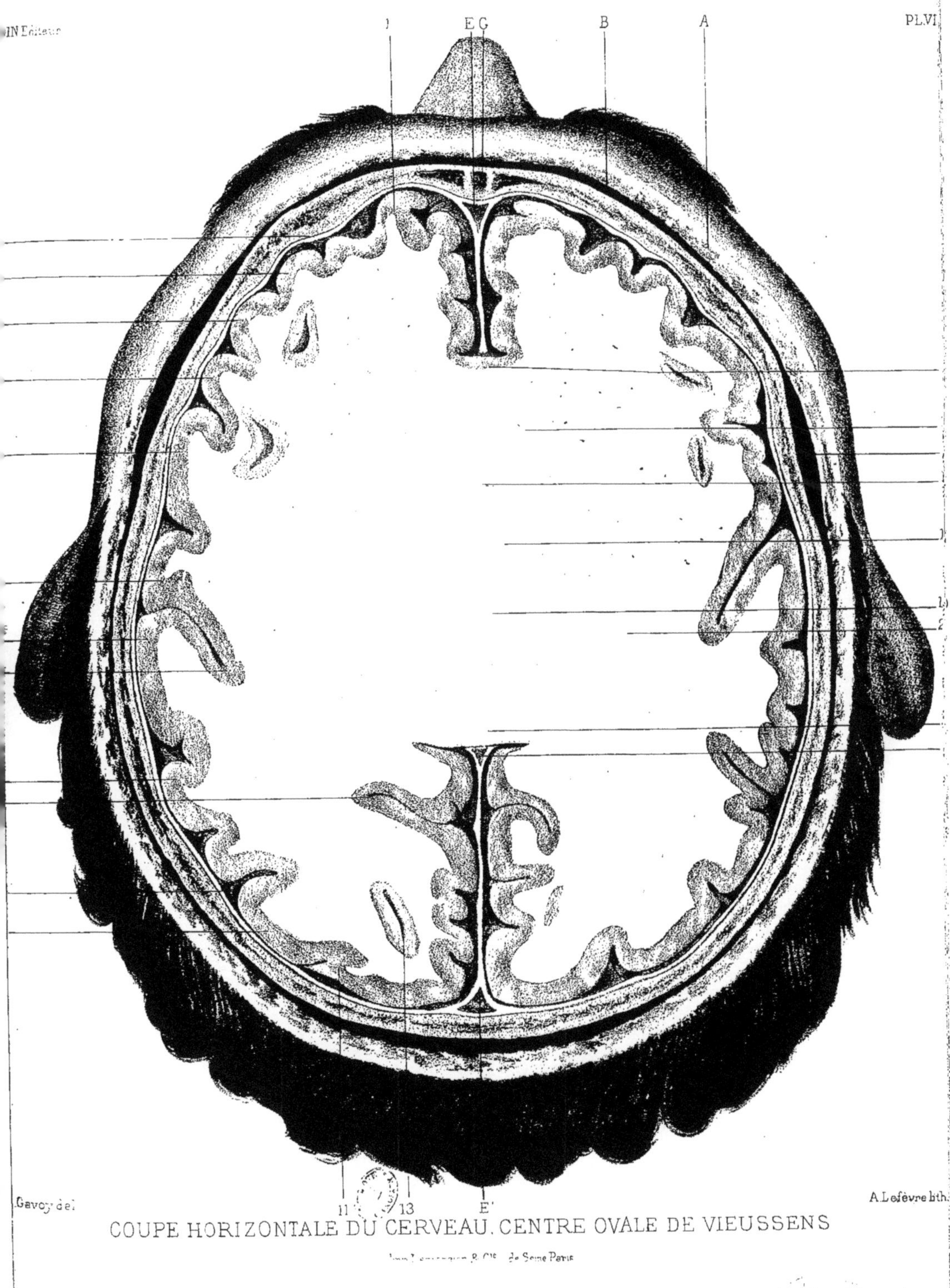

Gavoy del.

A. Lefèvre lith.

COUPE HORIZONTALE DU CERVEAU. CENTRE OVALE DE VIEUSSENS

114

PLANCHE VII

VENTRICULES LATÉRAUX

PLANCHE VII

VENTRICULES LATÉRAUX

Parties accessoires.

Le crâne est scié suivant un plan horizontal passant par la bosse frontale moyenne et la protubérance occipitale externe.
Le cerveau est coupé horizontalement immédiatement au-dessous du corps calleux.

A. section de la peau et du cuir chevelu, des muscles : B. fronto-occipital et C. temporal; D. coupe des parois du crâne et de la dure-mère; E. E'. orifices résultant de la coupe du sinus longitudinal supérieur.

Région centrale.

1. première circonvolution frontale; 2. seconde circ. frontale; 3. scissure frontale inférieure; 4. circonvolution de Broca; 5. origine de la circonvolution frontale ascendante; 6. scissure de Rolando; 7. circ. pariétale ascendante; 8. scissure de Sylvius; 9. émergence d'une circ. de l'insula; 10. pli courbe; 11. scissure interlobaire de l'insula; 12. circonvolution R. P. P. C.; 13. scissure temporale parallèle; 14. troisième circ. occipitale; 15. seconde circ. occipitale; 16. scissure occipitale transverse; 17. lobe occipital; 18. scissure des hippocampes; 19. corps calleux; 20. septum lucidum; 21. ventricule latéral; 22. section des piliers du trigone; 23. face supérieure du corps strié; 24. sillon intermédiaire logeant la lame cornée, la veine du corps strié et le tænia demi-circulaire; 25. saillie ventriculaire de la couche optique; 26. bandelette demi-circulaire; 27. queue du noyau intra-ventriculaire; 28. pilier postérieur du trigone, s'infléchissant en bas et en avant pour former la corne d'Ammon ou grand hippocampe; 29. ouverture du prolongement sphénoïdal des ventricules latéraux; 30. ergot de Morand ou petit hippocampe; 31. corne postérieure ou occipitale formant la cavité digitale, ancyroïde ou du petit hippocampe; 32. plexus choroïde.

DOIN Editeur

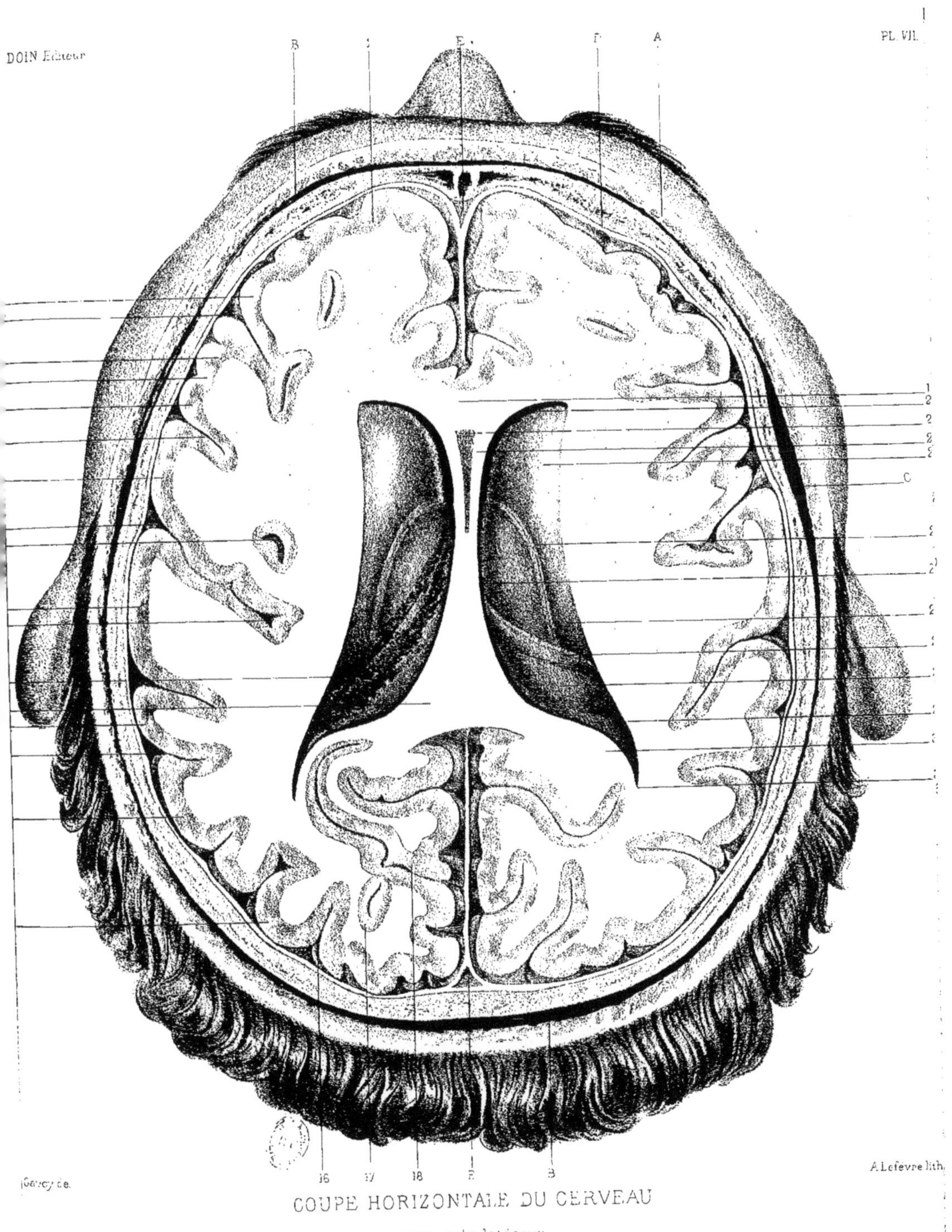

Gaucy del.

A. Lefèvre lith.

COUPE HORIZONTALE DU CERVEAU

ventricules latéraux

115

PLANCHE VIII

MASSES GANGLIONNAIRES CENTRALES

PLANCHE VIII

MASSES GANGLIONNAIRES CENTRALES

Parties accessoires.

Le crâne est scié horizontalement suivant un plan mené, en avant, par la bosse frontale moyenne; en arrière, par la protubérance occipitale externe, et latéralement, par la ligne courbe du pariétal, qui limite la fosse temporale.

Le cerveau, coupé horizontalement au niveau des couches optiques moyennes, est vu dans la calotte crânienne renversée.

A. section de la peau, du cuir chevelu; B. du muscle fronto-occipital; C. du muscle temporal; D. coupe des parois osseuses et de la dure-mère; E.E'. orifices résultant de la section du sinus longitudinal supérieur; F. sinus frontaux.

Région centrale.

1. première circonvolution frontale; 2. seconde circ. frontale; 3. circonvolution de Broca; 4. circonvolution de l'insula, au milieu de l'ouverture laissée par la scissure de Sylvius; 5. première circ. temporale; 6. scissure temporale parallèle; 7. seconde circ. temporale; 8. origine de la troisième circ. occipitale; 9. seconde circ. occipitale; 10. section des replis internes du lobe occipital; 11. scissure des hippocampes; 12. coupe du lobe occipital (circonvolution de la face interne). 13.13'. corps calleux; 14. cavité du ventricule de la cloison; 15. noyau intra-ventriculaire; 16. région antérieure de la capsule interne; 17. cavité du ventricule latéral; 18. section des deux piliers antérieurs du trigone; 19. les trois segments du noyau lenticulaire; 20. capsule externe; 21. avant-mur; 22. substance innominée; 23. couche optique : entre les deux couches optiques, est compris le troisième ventricule ou ventricule moyen; 24 fibres pédonculaires; 25. coupe des deux piliers postérieurs du trigone, avant leur réflexion dans le prolongement sphénoïdal pour former le grand hippocampe; 26. corne postérieure ou occipitale formant le cul-de-sac de la cavité digitale, ancyroïde ou du petit hippocampe.

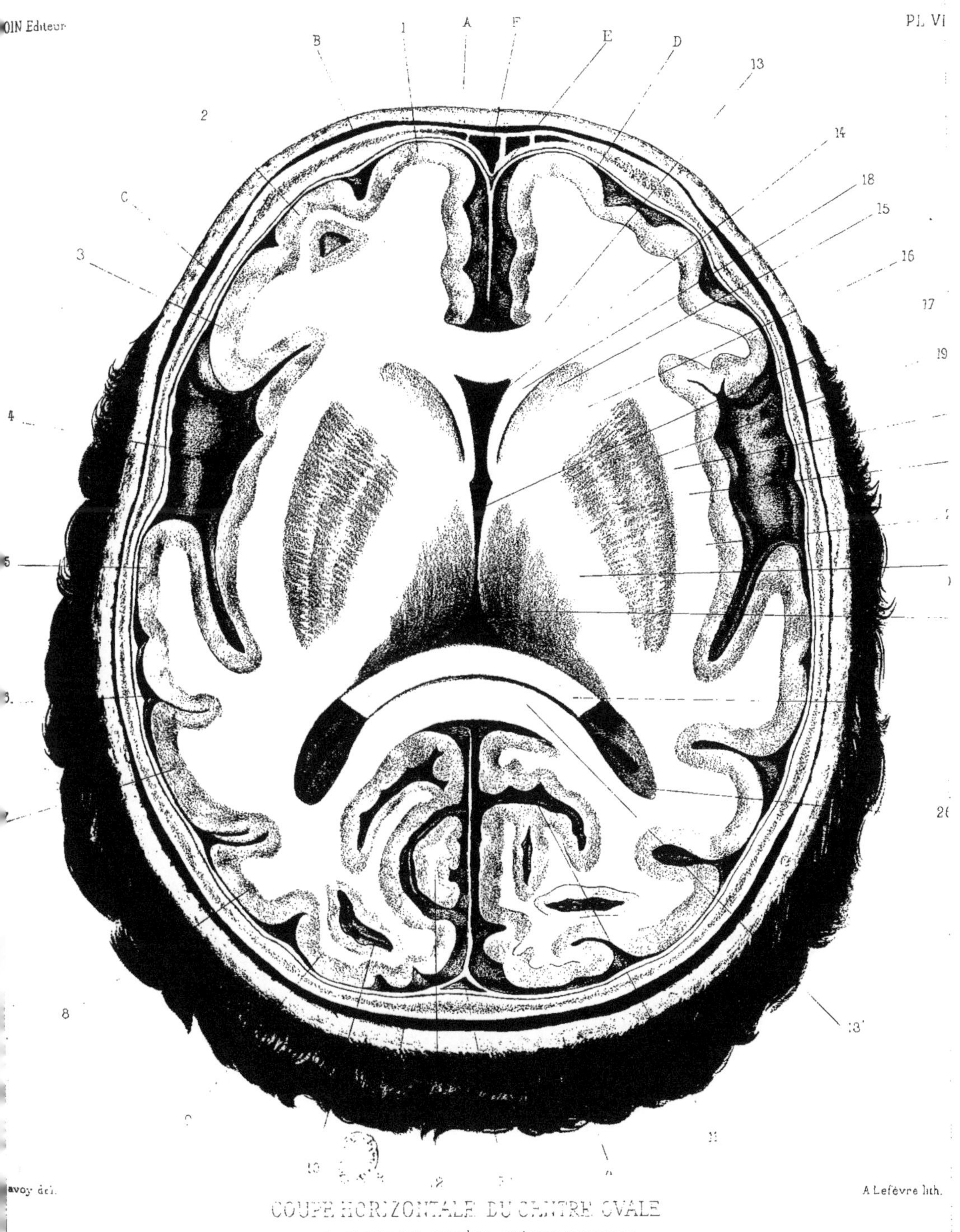

avoy del. A Lefèvre lith.

COUPE HORIZONTALE DU CENTRE OVALE
au niveau des couches optiques moyennes

PLANCHE IX

RÉGION ANTÉRIEURE DES MASSES CENTRALES

OU LENTICULO-STRIÉE

22

PLANCHE IX

RÉGION ANTÉRIEURE DES MASSES CENTRALES, OU LENTICULO-STRIÉE

Parties accessoires.

Le crâne est scié verticalement suivant un plan transversal passant à 10 millimètres en avant du bregma, et à 40 millimètres en arrière de la crête temporale. Une coupe horizontale, par la bosse frontale moyenne, rejoint la première section.

Le cerveau est coupé verticalement par l'extrémité postérieure de la première frontale, à travers la boucle postérieure de la circonvolution de Broca, et par le bord antérieur du chiasma. Le lobe frontal est enlevé.

A. section du cuir chevelu, des faisceaux musculaires, des parois du crâne et de la dure-mère; B. suture coronale; C. fosses orbitaires; D. sinus longitudinal supérieur.

Région centrale.

1. partie postérieure de la première circ. frontale; 2. partie postérieure de la deuxième circ. rontale; 3. frontale ascendante; 4. union de la frontale ascendante avec la deuxième circonvolution frontale; 5. circonvolution de Broca; 6. scissure de Sylvius; 7. première circ. temporale; 8. seconde circ. temporale; 9. circonvolutions de l'insula de Reil; 10. nerf optique; 11. cavité du ventricule de la cloison; 12. corps calleux; 13. septum lucidum; 14. ventricule latéral; 15. piliers antérieurs du trigone; 16. double centre demi-circulaire, geminum centrum semicirculare (Vieussens), capsule interne (Burdach), fibres convergentes antérieures (Luys); 17. grosse extrémité du noyau intra-ventriculaire, ou tête du noyau caudé; 18. noyau extra-ventriculaire ou lenticulaire; 19. capsule externe; 20. avant-mur; 21. substance innominée; f. s. faisceau frontal supérieur; f m. faisceau frontal moyen; f. i. faisceau frontal inférieur; f. t. faisceau temporo-orbitaire.

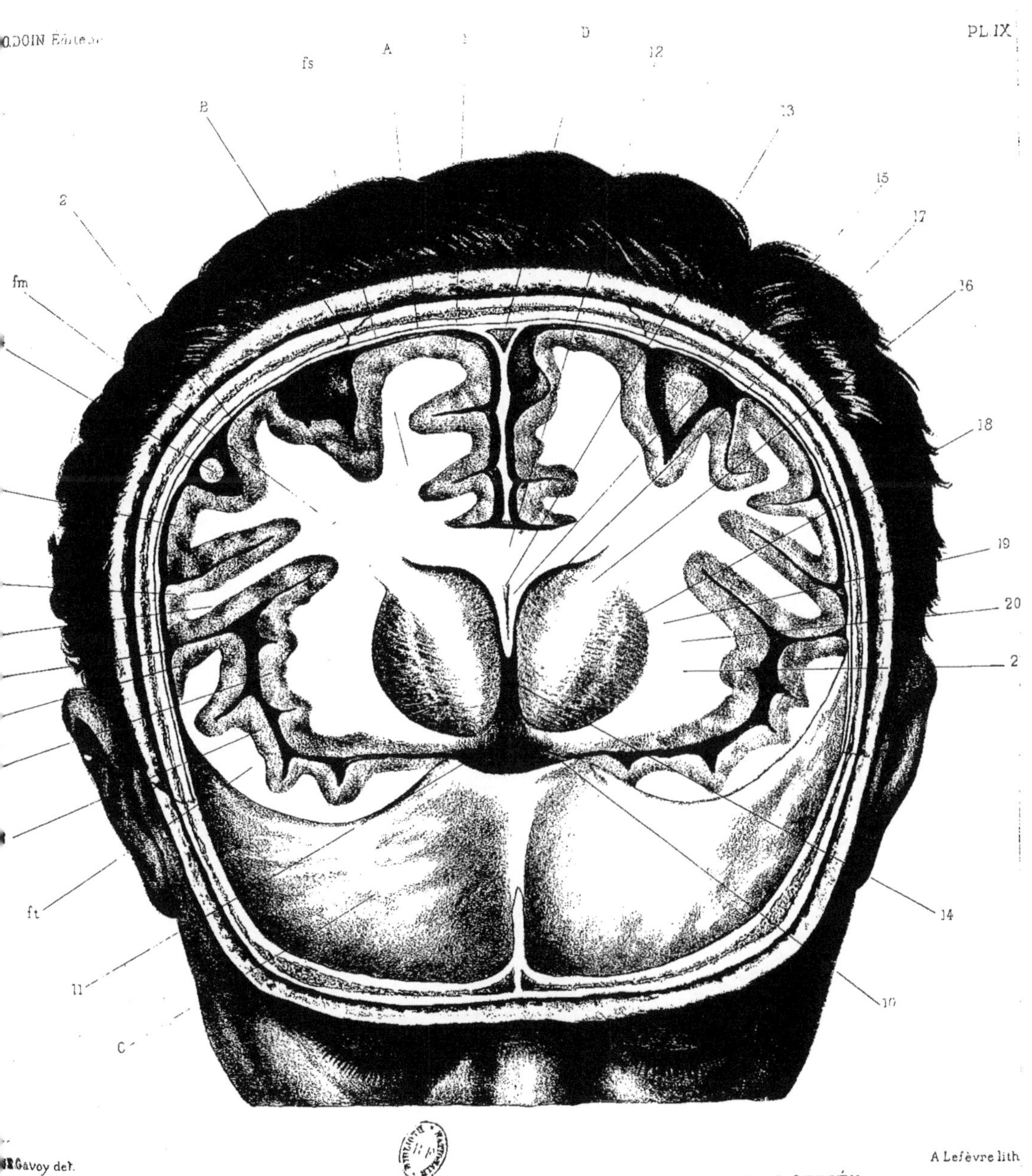

Gavoy del. A Lefèvre lith.

RÉGION ANTÉRIEURE DES MASSES CENTRALES OU LENTICULO-STRIÉE

PLANCHE X

RÉGION MOYENNE DES MASSES CENTRALES

OU LENTICULO-OPTIQUE

PLANCHE X

RÉGION MOYENNE DES MASSES CENTRALES, OU LENTICULO-OPTIQUE

Parties accessoires.

Le crâne est scié suivant un plan vertical et transversal passant à 5 centimètres du bregma, et à 6 centimètres en arrière de la crête temporale, en avant de l'anthélix. Une coupe horizontale à travers les fosses nasales rejoint les branches de la première section.

Le cerveau est coupé verticalement et transversalement à égale distance de la scissure de Rolando et de l'encoche formée à la face externe par la scissure frontale interne, par le pied de circonvolution pariétale ascendante, et les tubercules mamillaires.

A. Section du cuir chevelu, des muscles, des parois du crâne et de la dure-mère ; B. sinus longitudinal supérieur ; C. section du corps du sphénoïde, des artères carotides et du sinus sphénoïdal ; D. section des grandes ailes du sphénoïde ; E. cloison des fosses nasales.

Région centrale.

1. partie postérieure de la circonvolution frontale ascendante à son union avec la pariétale ascendante ; 2. frontale ascendante ; 3. pariétale ascendante ; 4. scissure de Sylvius ; 5. circonvolution de l'insula de Reil ; 6. première circ. temporale ; 7. seconde circ. temporale ; 8. troitième circ. temporale ; 9. corps calleux, fibres commissurantes antérieures ; 10. cavité du ventricule de la cloison ; 11. section des piliers du trigone ; 12. noyau intra-venticulaire ou noyau caudé ; 13. région antérieure de la capsule interne, fibres convergentes antérieures ; 14. noyau extra-ventriculaire ou noyau lenticulaire ; 15. couche optique ; 16. capsule externe ; 17. avant-mur ; 18. substance innominée ; 19. corne sphénoïdale du ventricule latéral ; 20. fibres convergentes postérieures ; 21. corne d'Ammon ; *p. s.* faisceau pariétal supérieur ; *p. m.* faisceau pariétal moyen ; *p. i.* faisceau pariétal inférieur ; *p. t.* faisceau pariéto-sphénoïdal.

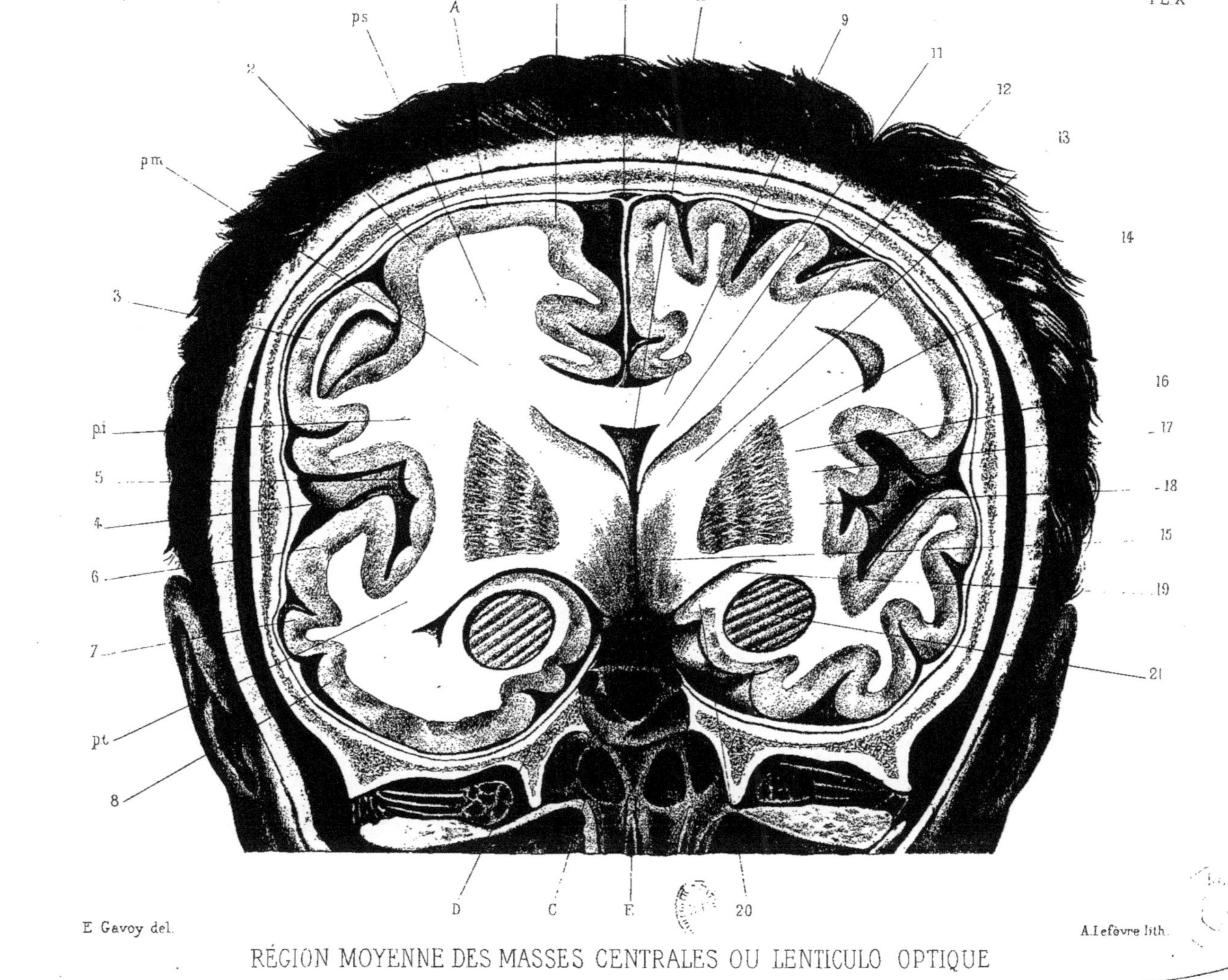

E Gavoy del. A. Lefèvre lith.

RÉGION MOYENNE DES MASSES CENTRALES OU LENTICULO OPTIQUE

PLANCHE XI

RÉGION POSTÉRIEURE DES MASSES CENTRALES

PLANCHE XI

RÉGION POSTÉRIEURE DES MASSES CENTRALES

Parties accessoires.

Le crâne est scié suivant un plan vertical et transversal passant à 3 centimètres en avant du lambda et par l'apophyse mastoïde. Une section horizontale, par la protubérance occipitale externe, rejoint la première coupe. Le cervelet est enlevé.

Coupe verticale et transversale du cerveau sur le lobule pariétal, à égale distance de la partie terminale de la scissure frontale interne, au bord supérieur, et de la scissure perpendiculaire externe; par le bord postérieur de R. P. P. C.; par le bourrelet du corps calleux; par l'extrémité postérieure de la couche optique, au niveau de l'ouverture du prolongement sphénoïdal du ventricule latéral.

A. section du cuir chevelu, des faisceaux musculaires, des parois du crâne et de la dure-mère; B. sinus longitudinal supérieur; C. sinus longitudinal inférieur; D. tente du cervelet; E. sinus droit, contenu dans les replis fibreux ; F. sinus latéral.

Région centrale

1. lobule pariétal supérieur; 2. circonvolution pariétale ascendante; 3. extrémité inférieure du lobule pariétal supérieur; 4. scissure interpariétale; 5. lobule pariétal inférieur; 6. circonvolution R. A. P. C.; 7. pli courbe; 8. première circonvolution temporale; 9. circonvolution R. P. P. C.; 10. seconde circ. temporale; 11. troisième circ. temporale; 12. corps calleux, fibres commissurantes antérieures; 13. partie terminale de la queue du noyau intra-ventriculaire; 14. sillon intermédiaire; 15. lame cornée; 16. ventricule latéral; 17. plexus choroïde; 18. pilier postérieur du trigone; 19. extrémité postérieure de la couche optique (corps genouillés); 20. tubercule quadrijumeau antérieur (nates); 21. corne d'Ammon; 22. tubercule quadrijumeau postérieur (testes); 23. conarium ou glande pinéale; *p. p. s.* faisceau pédiculo-pariétal supérieur; *p.p.m.* faisceau pédiculo-pariétal moyen ; *p. p. i.* faisceau pédiculo-pariétal inférieur; *p. p. t.* faisceau sphénoïdal.

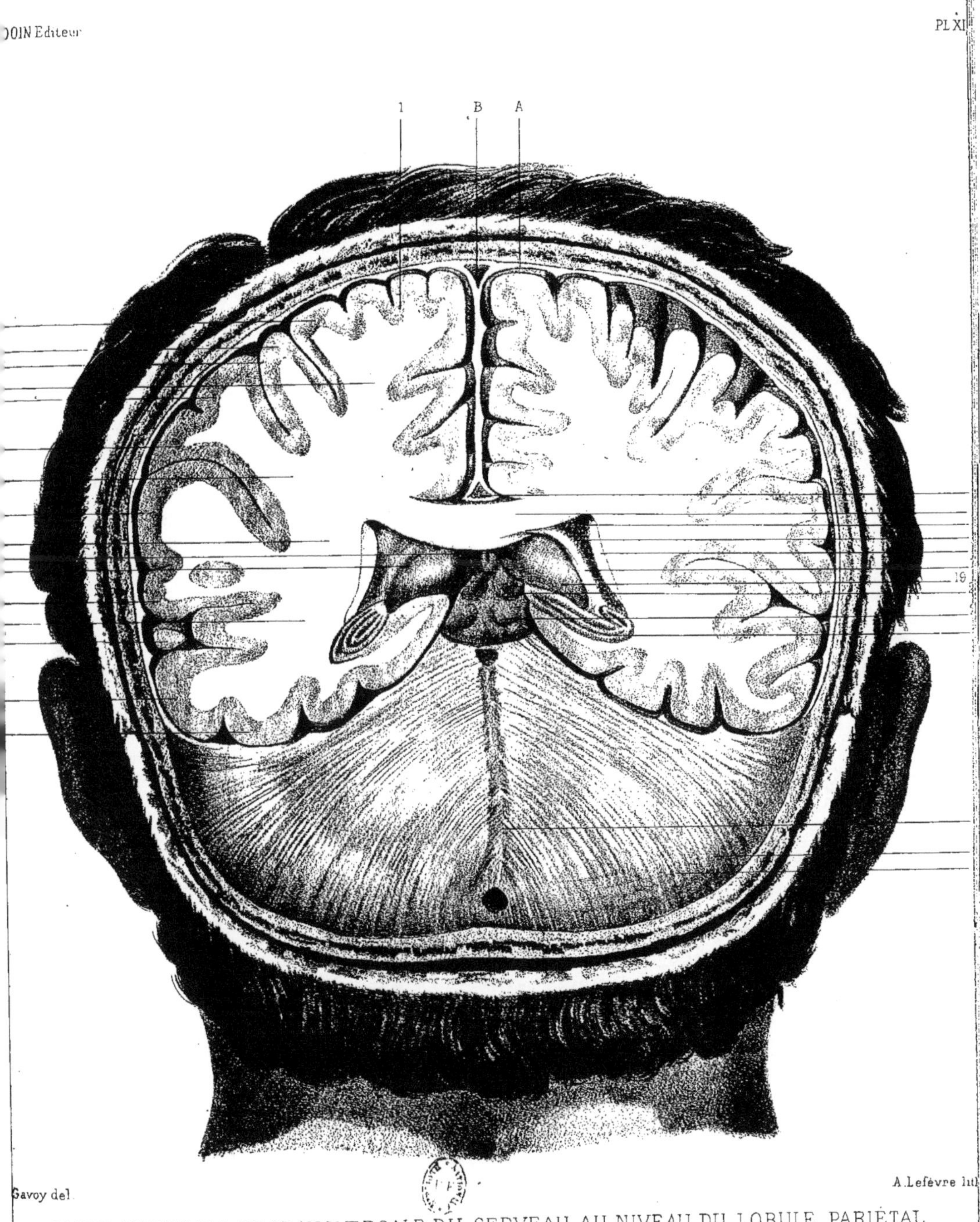

Gavoy del. A. Lefèvre lith.

COUPE VERTICALE ET TRANSVERSALE DU CERVEAU AU NIVEAU DU LOBULE PARIÉTAL SUPÉRIEUR ET DU BORD POSTÉRIEUR DE LA COUCHE OPTIQUE

PLANCHE XII

MASSES GANGLIONNAIRES CENTRALES — NOYAUX CENTRAUX

PLANCHE XII

MASSES GANGLIONNAIRES CENTRALES — NOYAUX CENTRAUX

FIG. I. — *Coupe antéro-postérie ure s ur le plan médian.*

1. corps calleux; 2. extrémité postérieure ou bourrelet; 3. extrémité antérieure ou genou; 4. bec du corps calleux; 5. septum lucidum ou cloison transparente; 6. trigone cérébral; 7. face interne de la couche optique; 8. commissure grise; 9. commissure blanche antérieure; 10. trou de Monro; 11. vulve; 12. substance grise du troisième ventricule ou ventricule moyen; 13. chiasma des nerfs optiques; 14. corps pituitaire; 15. tubercule mamillaire; 16. commissure blanche postérieure; 17. glande pinéale; 18. pédoncule moyen de la glande pinéale; 19. tubercules quadrijumeaux; 20. anus; 21. aqueduc de Sylvius; 22. valvule de Vieussens; 23. origine de la toile choroïdienne; 24. arbre de vie du lobe moyen du cervelet; 25. quatrième ventricule ou ventricule du cervelet; 26. ventricule d'Arantius; 27. coupe antéro-postérieure de la protubérance annulaire; 28. amas de substance grise centrale; 29. section du bulbe; 30. substance grise.

FIG. II. — *Coupe antéro-postérieure et oblique, passant par le bord interne du corps calleux et le plan inférieur des circonvolutions de l'insula.*

1. corps calleux; 2. ventricule latéral; 3. trigone; 4. plexus choroïde; 5. couche optique; 6. lame cornée; 7. noyau caudé; 8. membrane épendymaire; 9. queue du noyau intra-ventri-culaire; 10. corps genouillés; 11. capsule interne; 12. face externe du troisième segment du noyau lenticulaire; 13. capsule externe; 14. avant-mur; 15. insula de Reil; 16. substance blanche innominée, intermédiaire à l'avant-mur et à l'écorce grise de l'insula de Reil; 17. scissure de Sylvius; 18. circonvolution de Broca; 19. première circ. temporale; 20. seconde circ. temporale; 21. troisième circ. temporale; 22. Faisceaux de fibres qui se jettent dans le lobe sphénoïdal et occipital; 23. corne d'Ammon; 24. point de réflexion du plexus choroïde émergeant de la corne sphénoïdale; 25. coupe du cervelet; 26. section des pédoncules cérébelleux : *a*. supérieur, *b*. inférieur; 27, cavité du ventricule du cervelet; 28. pyramide postérieure du bulbe.

FIG. III. — *Coupe antéro-postérieure à travers les trois noyaux, parallèlement au bord externe du corps calleux.*

1. corps calleux; 2. ventricule latéral; 3. trigone; 4. plexus choroïde; 5. section de la lame cornée; 6. tête du noyau caudé; 7. région caudale du noyau intra-ventriculaire; 8. extrémité antérieure et interne du noyau lenticulaire; 9. commissure blanche antérieure; 10. couche optique; 11. centre antérieur ou olfactif, corpus album subrotundun; 12. centre médian ou sensitif; 13. corps genouillés; 14. tubercules quadrijumeaux; *a*. nates, *b*. testes; 15. pédoncule cérébral; 16. pes, crusta ou étage inférieur, émettant des fibres destinées au noyau caudé et à la capsule interne; 17. étage moyen, envoyant des fibres au locus niger; 18. tegmentum ou étage supérieur, formé par des groupes de fibres qui se rendent aux tubercules quadrijumeaux, à la couche optique et au lobe occipital; 19 locus niger de Vicq d'Azyr; 20. olive supérieure ou corps de Stilling; 21. groupes de fibres qui se rendent du locus niger à l'olive supérieure; 22. faisceaux de fibres blanches issus du noyau lenticulaire; 23. capsule interne; 24. fibres émergeant du centre olfactif pour former le tænia semi-circulaire; 25. protubérance annulaire; 26. section des pédoncules cérébelleux; 27. bulbe; 28. bandelette optique; 29. chiasma; 30. nerf optique.

Appareil optique.

1. coupe horizontale du lobe sphénoïdal et de l'extrémité inférieure de la cavité du grand hippocampe; 2. nerf optique; 3. chiasma; 4. bandelette optique, contournant le pédoncule cérébral; 5. corps genouillés; 6. extrémité sphénoïdale de la corne d'Ammon; 7. tubercules mamillaires; 8. nerf moteur oculaire commun; 9. plan inférieur du pédoncule cérébral; 10. protubérance annulaire; 11, pédoncule cérébelleux moyen; 12. nerf trijumeau; 13. nerf facial; 14. nerf moteur oculaire externe; 15. pyramide antérieure du bulbe; 16. corps olivaire.

O.DOIN Éditeur

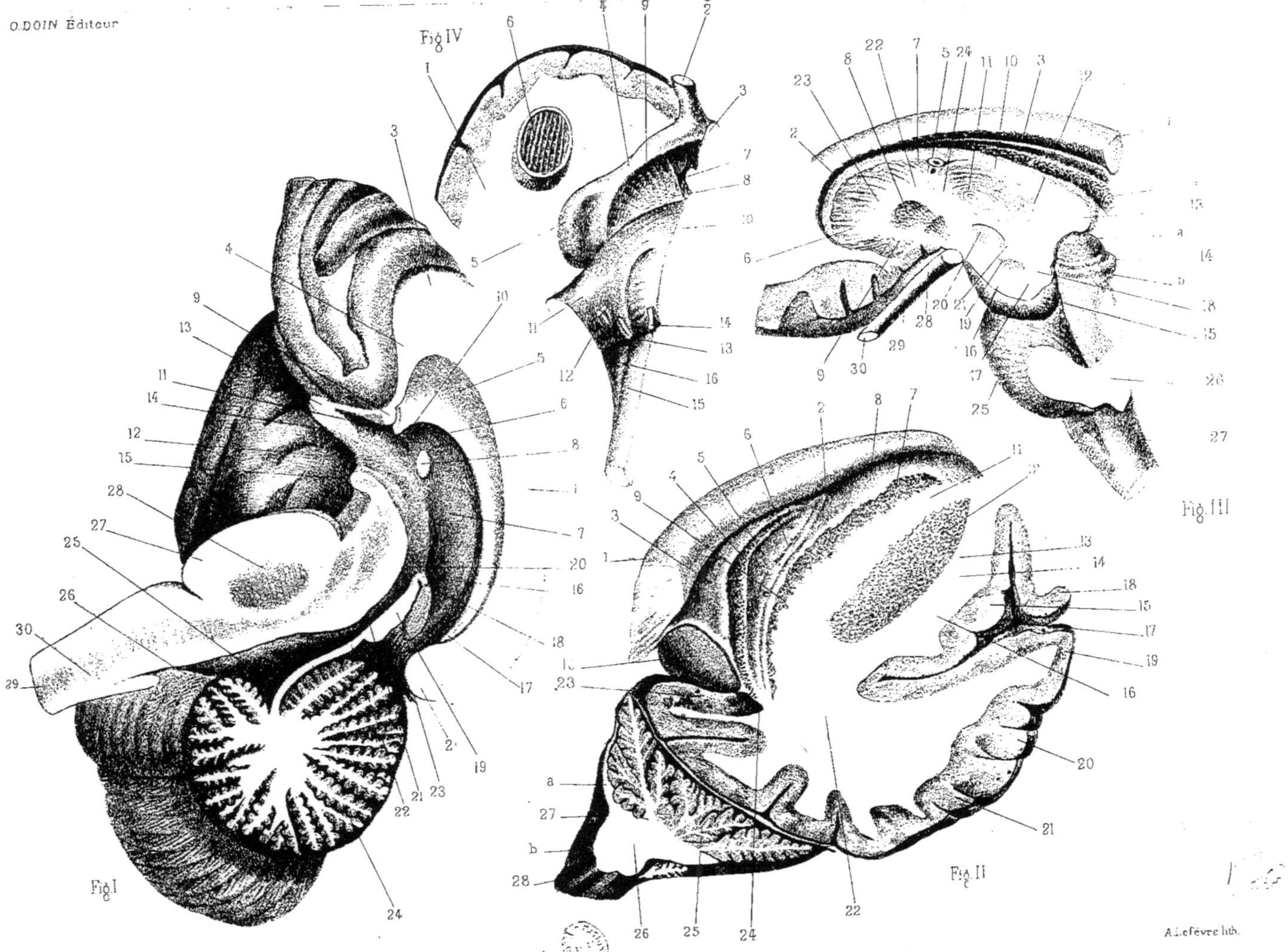

Fig. IV

Fig. III

Fig. I

Fig. II

E. Gavoy del.

A. Lefèvre lith.

MASSES GANGLIONNAIRES CENTRALES_NOYAUX CENTRAUX.

PLANCHE XIII

DISTRIBUTION DES VAISSEAUX SANGUINS A LA FACE INFÉRIEURE DE L'ENCÉPHALE

PLANCHE XIII

DISTRIBUTION DES VAISSEAUX SANGUINS A LA FACE INFÉRIEURE DE L'ENCÉPHALE

Parties accessoires.

Le cerveau, renversé dans la voûte du crâne, est vu par la face inférieure. Le lobe gauche du cervelet est enlevé pour laisser voir la distribution de l'artère cérébrale postérieure.

A. section du cuir chevelu, des muscles : B. fronto-occipital, C. temporal; D. coupe du crâne et de la dure-mère; E. sinus frontaux; F. sinus longitudinal supérieur au-dessus du pressoir d'Hérophile; G. orifices veineux de l'origine antérieure du sinus longitudinal supérieur.

Artères.

1. artère vertébrale; 2. artère cérébelleuse inférieure et postérieure; 3. artère spinale antérieure; 4, tronc basilaire; 5. artère cérébelleuse antérieure et inférieure; 6. artère cérébelleuse supérieure, coupée du côté opposé; 7. artère cérébrale postérieure : *a.* artère temporale antérieure, *b.* artère temporale postérieure, *c.* artère occipitale; 8. artère carotide interne; 9. artère cérébrale antérieure, l'écartement des lobes montre l'origine de 9′ artère frontale interne et inférieure; 10. artère cérébrale moyenne; 11. branche récurrente antérieure; 12. branche anastomotique du lobe sphénoïdal; 13. communicante postérieure; 14. choroïdienne; 15. communicante antérieure qui ferme l'hexagone de Willis.

Veines.

16. veines cérébelleuses moyennes et inférieures; 17. veines cérébrales postérieures; 18. veines médianes; 19-20. grandes anastomotiques; 21. section de la veine cérébrale moyenne; 22. veines cérébrales antérieures.

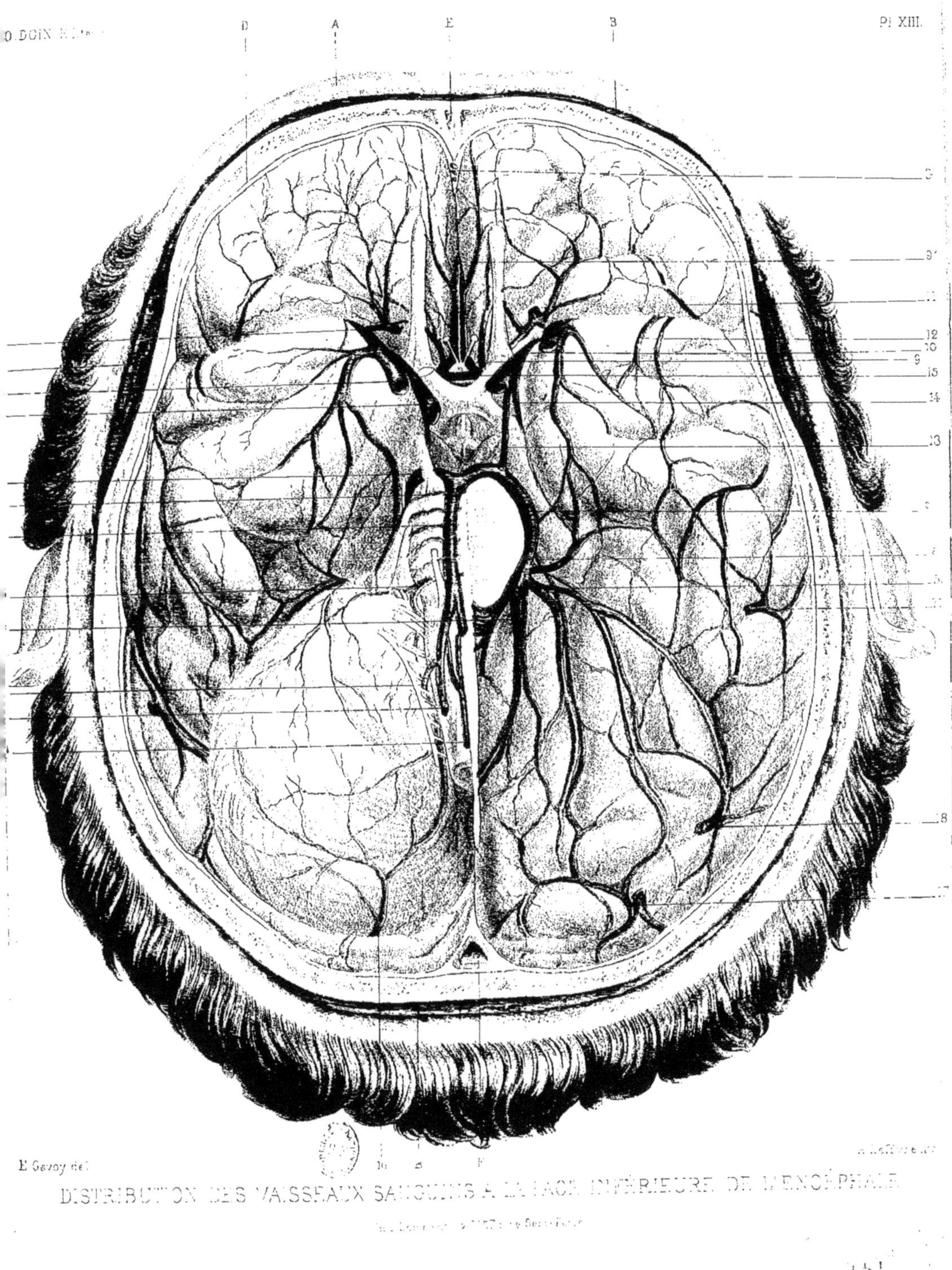

DISTRIBUTION DES VAISSEAUX SANGUINS A LA FACE INFÉRIEURE DE L'ENCÉPHALE

PLANCHE XIV

DISTRIBUTION DES VAISSEAUX SANGUINS A LA FACE EXTERNE DE L'ENCÉPHALE

PLANCHE XIV

DISTRIBUTION DES VAISSEAUX SANGUINS A LA FACE EXTERNE DE L'ENCÉPHALE

Parties accessoires.

Le crâne est scié d'avant en arrière sur le plan médian, depuis la bosse nasale jusqu'au trou occipital. Une coupe oblique par les téguments de la face, rejoint les deux extrémités de la première section. La dure-mère est enlevée.

A. section du cuir chevelu, des muscles : B. fronto-occipital; C. temporal; D. coupe du crâne et de la dure-mère; E. muscles complexus et obliques de la tête; F. section du rocher et le conduit auditif externe; G. section de la crête formée par l'os frontal et les ailes du sphénoïde; H. section de l'apophyse zygomatique et le condyle du maxillaire inférieur; I. coupe verticale du sinus latéral du côté gauche.

Artères.

1. frontale externe et inférieure : *a.* artère sourcilière, *b.* artère de la circonvolution de Broca; 2. artère pariétale antérieure; 3. artère pariétale postérieure; 4 et 5. artères pariéto-sphénoïdales; 6 6′ 6″. rameaux descendants fournis par la cérébrale antérieure; 7. rameaux fournis par la troisième branche de l'artère cérébrale postérieure; 8. rameaux ascendants de la seconde branche de la cérébrale postérieure, issus entre le cerveau et le cervelet; 9. rameaux de l'artère cérébelleuse supérieure; 10. rameaux de l'artère cérébelleuse inférieure et antérieure; 11. artère spinale postérieure; 12. artère spinale antérieure.

Veines.

13. branches inférieures, aboutissant à la veine cérébrale moyenne dans la scissure de Sylvius; 14. branches supérieures, confluents du sinus longitudinal supérieur; 15. branche inférieure et postérieure qui se rendent dans le sinus latéral; 16. veines cérébelleuses, qui se jettent dans le sinus latéral.

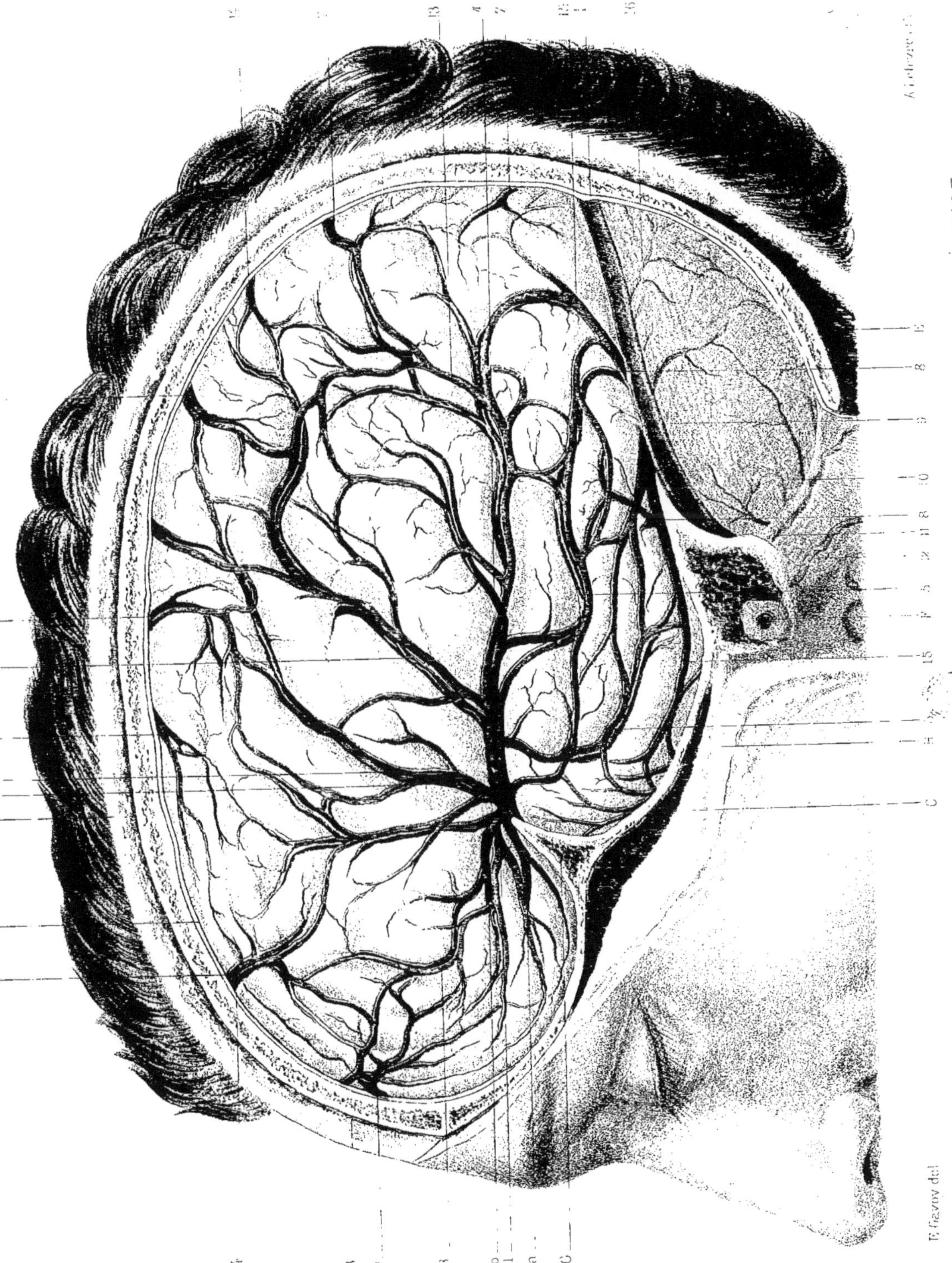

PLANCHE XV

DISTRIBUTION DES VAISSEAUX SANGUINS A LA FACE INTERNE DE L'ENCÉPHALE

PLANCHE XV

DISTRIBUTION DES VAISSEAUX SANGUINS A LA FACE INTERNE DE L'ENCÉPHALE

Parties accessoires.

Le crâne et la face ont été sciés verticalement sur le plan médian et le diamètre antéro-postérieur.

A. section du cuir chevelu, de la peau, des faisceaux musculaires, des parois osseuses et de la dure-mère; **B.** lambeau de la dure-mère renversée en dehors, recouvrant la section du corps sphénoïdal; **C.** muscles complexus, obliques de la tête et l'arc postérieur de l'atlas; **D.** sinus frontaux; **E.** section des os propres et du lobule terminal du nez; **F.** section de la voûte palatine et du canal palatin antérieur; **G.** cloison médiane des fosses nasales, son bord libre pharyngien, qui sépare en arrière les deux orifices postérieurs ou pharyngiens des fosses nasales; orifice pharyngien de la trompe d'Eustache; **H.** face interne du lobe gauche du cerveau **I.** coupe du corps calleux et du trigone; **J.** coupe du lobe médian du cervelet; **K.** section des pédoncules cérébraux, des tubercules quadrijumeaux, de la protubérance annulaire et du bulbe rachidien; **L.** section du sinus longitudinal supérieur; **M.** section du double pli formé par l'intersection des deux faux cérébrale et cérébelleuse, qui loge le sinus droit; **N.** confluent des sinus, torcular ou pressoir d'Hérophile.

Artères.

1. artère vertébrale; **2,** tronc basilaire; **3.** artère cérébelleuse antérieure et inférieure; **4.** artère cérébelleuse supérieure; **5.** artère cérébrale postérieure; **6.** artère communicante postérieure; **7.** section de l'artère carotide interne; **8.** section de l'artère communicante antérieure; **9.** artère cérébrale antérieure; *a.* frontale interne et inférieure; *b.* frontale interne antérieure et inférieure; **10.** artère du corps calleux; *c.* frontale interne antérieure et supérieure; *d.* frontale interne et moyenne, *e.* frontale interne et postérieure; **11.** artère occipitale; **12.** artère cérébelleuse inférieure et postérieure; **13.** artère propre de la cloison, formée par une branche de l'artère sphéno-palatine; ses rameaux, en s'anastomosant entre eux et avec les artérioles de l'ethmoïdale et de la faciale, forment un réseau capillaire à la surface de la cloison; **14.** artérioles ethmoïdales de la cloison : ces artérioles viennent du rameau ethmoïdal postérieur de la branche nasale de l'ophtalmique de Willis; **15.** artère faciale; **16.** artère palatine antérieure : cette artériole, terminale de l'artère sphéno-palatine antérieure traverse le canal palatin antérieur et s'anastomose, dans la muqueuse de la voûte du palais, avec les rameaux des artères palatines postérieures.

Veines.

17. veine cérébrale antérieure qui se jette dans la veine cérébrale moyenne; **18.** veines de la courbe supérieure : ces veines se rendent dans les veines cérébrales antérieures ou postérieures; **19.** tronc formé par les deux veines de Galien; **20.** veines de la cloison des fosses nasales, formant l'origine du sinus longitudinal supérieur; **21.** veine nasale postérieure; **22.** veine nasale antérieure, se rend à la voûte palatine.

F. Gavoy del.

A. Lefèvre lith.

DISTRIBUTION DES VAISSEAUX SANGUINS A LA FACE INTERNE DE L'ENCÉPHALE

Imp. Lemercier & Cie 57 r. de Seine Paris

PLANCHE XVI

CRÂNIOGRAPHIE

PLANCHE XVI

CRÂNIOGRAPHIE

Exocrâne.

Face antérieure. (fig. I). A. bosse frontale; B. bosse sourcilière; C. apophyse orbitaire du frontal; D. échancrure trochléenne du frontal; E. trou sus-orbitaire; F. arcade sourcilière; G. apophyse orbitaire externe du frontal; H. crête temporale du frontal séparant la région frontale de la région temporale; I. épine jugale (manque souvent); K. gouttière lacrymale; L. échancrure nasale du maxillaire limitant, avec les os nasaux, l'ouverture antérieure des narines; M. trou sous-orbitaire; N. fossette incisive du maxillaire; O. crête canine soulevée par la racine de la dent canine; P. fosse canine du maxillaire; Q. crête sous-malaire du maxillaire; R. échancrure sous-malaire du maxillaire.

Sutures. — A. suture coronale du bregma; *a*. partie inférieure de la suture coronale; *b*. suture écailleuse ou temporo-pariétale; *c*. suture ptéro-pariétale; *d*. suture ptéro-temporale; *e*. suture ptéro-frontale; *f*. suture interorbitaire formée en dedans par la suture nasale, en dehors par la suture fronto-malaire; *g*. suture nasale; *h*. suture naso-maxillaire; *i*. suture fronto-malaire; *k*. suture malo-maxillaire; *l*. suture incisive; *m*. fente sphénoïdale; *n*. fente ptéro-maxillaire; *o*. partie orbitaire de la suture ptéro-frontale; *p*. suture ptéro-malaire; *q*. suture fronto-ethmoïdale; *r*. suture ethmoïdo-maxillaire.

Points singuliers. — 1. ligne sus-orbitaire donnant le diamètre frontal minimum, et établissant la séparation du crâne et de la face; 2. ophryon; 3. glabelle; 4. point nasal ou racine du nez; 5. point spinal ou épine nasale; 6. point alvéolaire; 7. stéphanion; 8. ptérion: 9. dacryon; 10. point jugal; 11. point malaire.

Face supérieure. (fig. II. Norma verticalis.) — *a*. suture sagittale; *bb'*. suture coronale; *cc'*. suture lamboïde; *d*. suture nasale; *ee'*. bosses pariétales.

Points singuliers. — 1. bregma; — 2. lambda; 3. obélion; 4. stéphanion; 5. trous pariétaux; 6. ligne temporale supérieure du pariétal; 7. ligne temporale inférieure du pariétal.

Face postérieure. (fig. III.) — *aa'*. suture sagittale; *bb'*. suture lambdoïde; *cc'*. suture occipito-mastoïdienne; *dd'*. suture pariéto-mastoïdienne; *ee'*. trous pariétaux; *ff'*. bosses pariétales; *gg'*. ligne occipitale ou ligne courbe occipitale supérieure; *hh'*. ligne occipitale inférieure; *i'*. crête occipitale superficielle; *k'*. bosse cérébrale de l'occipital; *ll'*. bosses cérébelleuses; *mm'*. apophyses mastoïdes.

Points singuliers. — 1. lambda; 2. inion; 3. astérion; 4. obélion.

Face latérale. (fig. IV.) — AA'. suture coronale ou fronto-pariétale; B. suture ptéro-frontale; C. suture pariéto-occipitale ou lambdoïde; D. suture occipito-mastoïdienne; E. suture pariéto-mastoïdienne; F. suture écailleuse ou squamo-pariétale; G. suture ptéro-temporale; H. suture interorbitaire ou fronto-naso-maxillaire; I. suture fronto-malaire; K. suture malo-maxillaire; L. suture zygomatique ou malo-temporale.

Lignes anatomiques. — *aa'*. crête temporale; *bb'*. ligne temporale supérieure du pariétal; *cc'*. ligne temporale inférieure du pariétal; *d'*. crête sus-mastoïdienne du temporal; *e'*. ligne occipitale supérieure; *f'*. crête sous-malaire du maxilaire.

Points singuliers. — 1. point alvéolaire; 2. point spinal ou épine nasale; 3. point nasal ou racine du nez; 4. glabelle; 5. ophryon; 6. bregma; 7. lambda; 8. inion; 9. stéphanion; 10. ptérion; 1. astérion; 12. dacryon; 13. point malaire; 14. point jugal.

DOIN Éditeur

PL XVI

Fig I

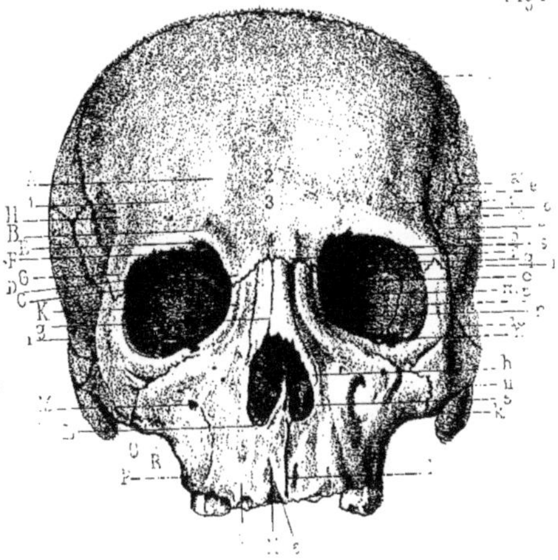

Face antérieure

Fig II

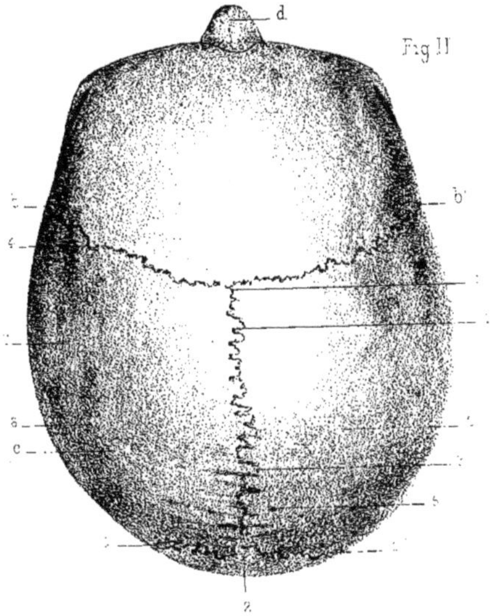

Face supérieure (Norma Verticalis)

Fig III

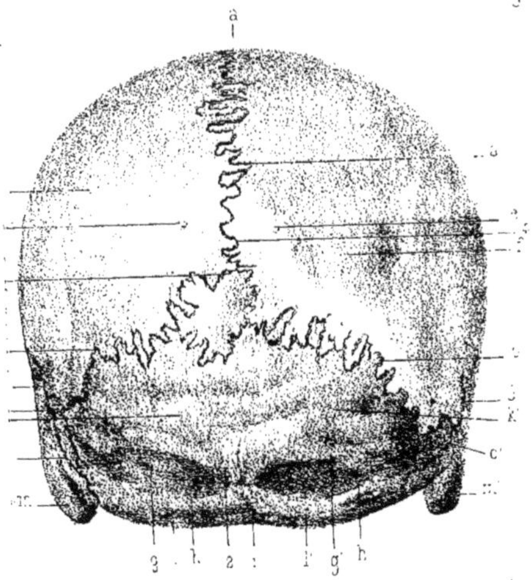

Face postérieure

Fig IV

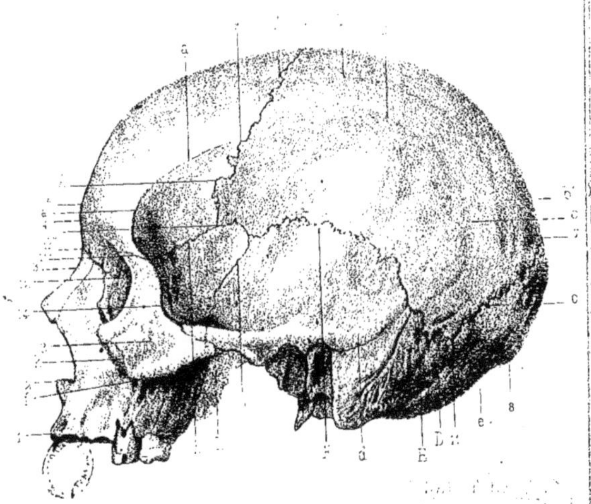

Face latérale

EXOCRÂNE

Imp. Lemercier & Cie Paris

A. Lefèvre lith

Garcy del

PLANCHE XVII

CRÂNIOGRAPHIE

PLANCHE XVII

Base du crâne.

Face inférieure (fig. V). — A. ligne demi-circulaire supérieure de l'occipital; B. ligne demi-circulaire inférieure de l'occipital; C. bosse cérébrale; D. bosse cérébelleuse; E. angle externe de l'occipital; F. condyle de l'occipital; G. fossette condylienne; H. apophyse mastoïde; I. rainure mastoïdienne ou digastrique; K. méat auditif ou ouverture du conduit auditif externe; L. racine postérieure de l'arcade zygomatique; M. racine transverse de l'arcade zygomatique; N. cavité glénoïde du temporal; O. crête sous-temporale de la grande aile du sphénoïde, séparant le disque de la ptère; P. fosse ptérygoïdienne, limitée par les deux ailes interne et externe de l'apophyse ptérygoïde : entre les deux fosses ptérygoïdiennes est l'ouverture postérieure des fosses nasales.

Sutures. — *a.* suture lambdoïde; *b.* suture pariéto-mastoïdienne; *c.* suture occipito-mastoïdienne; *d.* suture pétro-occipitale; *e.* scissure de Glaser; *f.* suture pétro-sphénoïdale; *g.* suture basilaire ou sphéno-occipitale; *h.* suture sous-temporale, entre le temporal et le disque de la grande aile du sphénoïde; *i.* suture pétro-temporale; *k.* suture zygomatique, *l.* suture malo-maxillaire; *m.* suture médio-palatine, formée en avant par les deux maxillaires, en arrière par les deux palatins; *n.* suture maxillo-palatine formant, avec la précédente, la suture cruciale.

Trous. — 1. le grand trou occipital; 2. trou condylien postérieur; 3. trou stylo-mastoïdien; 4. trou déchiré postérieur renfermant la fossette de la veine jugulaire; 5. trou carotidien 6. trou déchiré antérieur; 7. trou petit rond ou sphéno-épineux; 8. trou ovale; 9. fente et fosse ptérygo-maxillaire; 10. trou palatin postérieur; 11. trou palatin antérieur ou incisif.

Points singuliers. — 12. inion; 13. opisthion; 14. basion; 15. point palatin ou épine palatine; 16. point alvéolaire; 17. astérion.

Endocrâne.

Face endocrânienne de la voûte (fig. VI). — A. frontal : *aa'*. fosses frontales; *b.* crête frontale; *c.* origine de la gouttière sagittale; B. pariétal : *dd'*. bord supérieur ou squameux du temporal; *e.* portion supérieure de la ptère; *f.* angle antérieur et inférieur ou sphénoïdal du pariétal; *g.* angle postérieur et inférieur ou mastoïdien du pariétal; *hh'*. fosses pariétales; *i.* gouttière ramifiée par l'artère méningée moyenne; *k.* gouttière sagittale; *l.* lacs sanguins des corpuscules de Pacchioni; *m.* trou pariétal; C. occipital : *n.* protubérance occipitale interne ou endinion, au-dessus du pressoir d'Hérophile; *oo'*. fosses occipitales ou cérébrales.

Sutures. — 11'. suture fronto-pariétale ou coronale; 2. suture bipariétale ou sagittale 33'. suture occipito-pariétale ou lambdoïde; 4. suture ptéro-pariétale; 5.5'. suture temporo pariétale ou écailleuse; 6. bregma; 7. lambda.

Base de l'endocrâne (fig. VII). — A. frontal : *a* sinus frontaux; *b.* bosse orbitaire, convexe, formée de chaque côté par la lame orbitaire du frontal et les petites ailes du sphénoïde; ou apophyses d'Ingrassias; B. pariétal : *c.* angle ptérique ou angle antérieure et inférieur du pariétal; *d.* angle astérique ou angle postérieur et inférieur du pariétal; C. occipital : *e.* gouttière basilaire ou face supérieure de l'apophyse basilaire de l'occipital; *f.* gouttière latérale de l'occipital; *g.* gouttière pétreuse inférieure; *h.* crête occipitale profonde ou occipitale interne; *i.* terminaison de la gouttière sagittale entre les deux gouttières latérales; *k.* protubérance occipitale interne ou endinion au niveau du pressoir d'Hérophile; *ll'.* fosses cérébelleuses; D. ethmoïde : *m.* apophyse crista-galli ; *n.* lame criblée et les trous ethmoïdal antérieur, ethmoïdal postérieur; E. sphénoïde : *o* surface olfactive du sphénoïde; *p.* apophyse ensiforme ou xiphoïde de la petite aile; *q.* apophyse clinoïde antérieure; *r.* selle turcique ou fosse pituitaire; *s.* lame carrée du sphénoïde supportant les deux apophyses clénoïdes postérieures; *t.* gouttière caverneuse; *u.* face endocrânienne de la grande aile du sphénoïde; F. temporal : *v* face endocrânienne de l'écaille du temporal; *x.* face supérieure du rocher; *y.* gouttière pétreuse supérieure; *z.* face postérieure du rocher; *w.* portion mastoïdienne du temporal creusée en arrière de la gouttière qui fait suite à la gouttière latérale de l'occipital et qui aboutit au trou déchiré postérieur.

Sutures. — 1. sutures fronto-sphénoïdales; 2. suture ptéro-frontale; 3. suture ptéro-pariétale; 4. suture ptéro-temporale; 5. suture écailleuse; 6. suture pariéto-masoïdienne ; 7. suture lambdoïde; 8. suture occipito-mastoïdienne ; 9. suture sphéno-occipitale ou basilaire; 10. suture pétro-sphénoïdale.

Trous de la base de l'endocrâne. — 11. trou borgne du frontal ; 12. trou optique à l'extrémité de la gouttière transversale des nerfs optiques; 13. Fente sphénoïdale entre la grande aile et la petite aile du sphénoïde; 14. trou grand rond; 15. trou ovale, pour l'artère méninge petite; 16. trou ptéro-épineux ou petit rond, pour l'artère méninge moyenne; 17. trou déchiré antérieur, entre le bord antérieur du rocher et la grande aile du sphénoïde, destiné à l'artère carotide; 18 Hiatus de Fallope; 19. conduit auditif interne sur la face postérieure du rocher; 20. trou déchiré postérieur; 21. trou condylien antérieur aboutissant au trou déchiré postérieur à la face inférieure ; 22. trou occipital; 23. trou mastoïdien dans la gouttière latérale.

LOCALISATIONS CÉRÉBRALES (fig. VIII).

Indication du siège des centres moteurs, d'après M. Charcot.

1.1'. *centre des mouvements de la langue* : sur le pied de la troisième circonvolution frontale et sur la portion contiguë de la circonvolution frontale ascendante.

2. *centre pour les mouvements de la partie inférieure de la face :* à l'extrémité inférieure des deux circonvolutions ascendantes.

3. *centre des mouvements isolés du membre supérieur* (avant-bras, main) : sur le tiers moyen de la circonvolution frontale ascendante.

4.4'. *centre des mouvements des deux membres opposés du corps :* le lobule paracentral, le tiers supérieur de la circonvolution frontale ascendante et les deux tiers supérieurs de la circonvolution pariétale ascendante.

Indication du siège des centres moteurs, d'après M. Hitzig.

M. s. centre moteur du membre supérieur : à la partie supérieure de la circonvolution frontale ascendante.

m. i. centre moteur du membre inférieur : sur la circonvolution frontale ascendante, un peu plus bas que le siège du centre précédent.

f. centre moteur des muscles de la face : à la partie moyenne de la circonvolution frontale ascendante.

b. l. centre moteur des muscles de la bouche, de la langue et des mâchoires : à la partie inférieure de la circonvolution frontale ascendante.

Ind catio du siège des centres moteurs, d'après M. Ferrier.

t. c. centre des mouvements de rotation de la tête et du cou : à l'extrémité postérieur e de la séconde circonvolution frontale.

F. centre des mouvements des muscles de la face : à l'extrémité postérieure de la seconde circonvolution frontale.

L. Siège du langage articulé. — Sur la troisième circonvolution frontale.

M. s. centre des mouvments des membres supérieurs : à l'extrémité supérieure de la circonvolution frontale ascendante.

P. 1. centre des mouvements des membres inférieurs : sur le lobule pariétal supérieur.

Y. Cécité temporaire de l'œil du côte opposé : l'ablation du pli courbe.

Indication du siège des centres moteurs, d'après MM. Carville et Duret.

M.s. Centre des mouvements des membres supérieurs : sur le tiers supérieur de la circonvolution frontale ascendante.

P. 1. Centre des mouvements des membres inférieurs : sur le lobule parléta supérieur.

Y. Centre moteur des yeux : probablement le pli courbe.

A. Facultés auditives et centre des mouvements des muscles de l'oreille : sur la moitié antérieure de la première circonvolution temporale.

Fig V

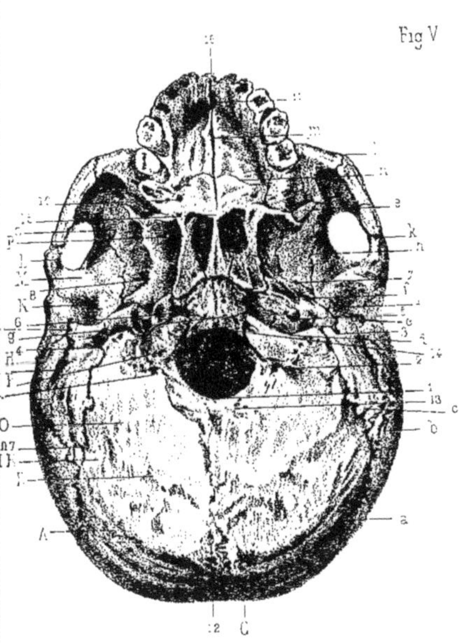

Face inférieure

Fig VI

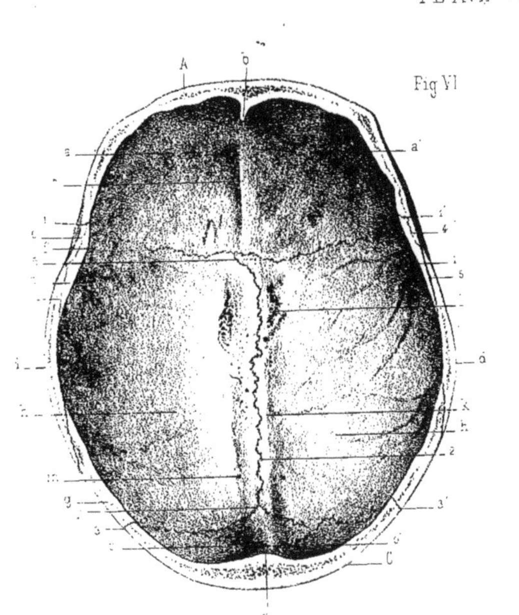

Face endocrânienne de la voûte du crâne

Fig VII

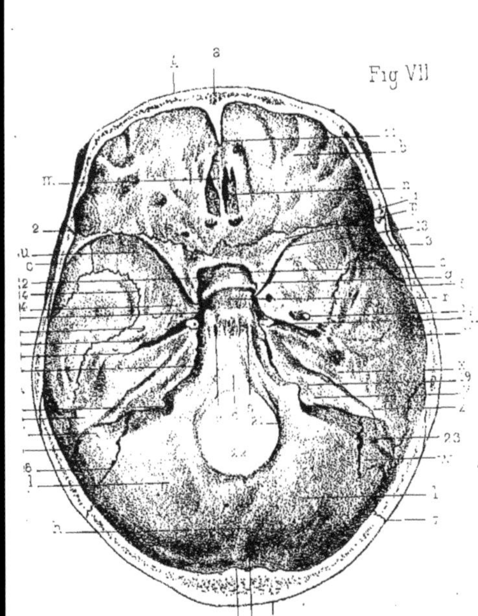

Base de l'endocrâne

Fig VIII

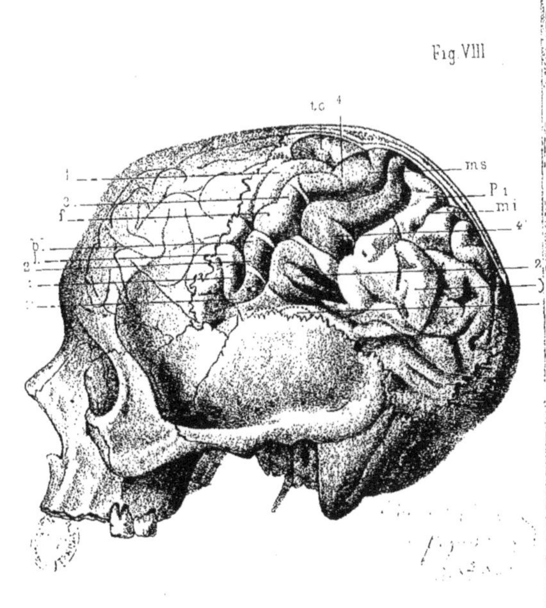

Localisations cérébrales

ENDOCRÂNE

E Gavoy del

Imp Lemercier & Cie

A Lefèvre lith

PLANCHE XVIII

TOPOGRAPHIE CRÂNIO-CÉRÉBRALE

PLANCHE XVIII

TOPOGRAPHIE CRÂNIO-CÉRÉBRALE.

La voûte du crâne est sciée suivant un plan antéro-postérieur, parallèlement à la suture sagittale, de la bosse frontale à la protubérance occipitale externe. Des coupes sur le contour harmonisent la première section, découvrent le cerveau et montrent les rapports de la surface externe du cerveau avec les parois et les sutures du crâne.

Parois osseuses.

A. frontal; B. bosse frontale; C. bosse frontale moyenne ou glabelle; D. os propres du nez; E. apophyse orbitaire externe de l'os frontal; F. os malaire; G. apophyse orbitaire de l'os malaire; H. fosse temporale; I. la ptère ou grande aile du sphénoïde; J. pariétal; K. portion écailleuse de l'os temporal; L. portion mastoïdienne de l'os temporal; M. apophyse zygomatique; N. tubercule zygomatique; O. conduit auditif externe; P. apophyse mastoïde; Q. racine postérieure ou longitudinale de l'apophyse zygomatique; R. occipital; S. protubérance occipitale externe; T. crête emporale du frontal; U. épine jugale.

Sutures.

f. p. suture fronto-pariétale ou suture coronale; *f. s.* suture sphéno-frontale; *s. p.* suture sphéno-pariétale; *s. t.* suture sphéno-temporale; *p.* ptérion, point de réunion de ces trois sutures; *t. p.* portion supérieure de la suture temporo-pariétale ou suture écailleuse; *o. p.* suture occipito-pariétale; *l.* le lambda, formé par la réunion de la suture bipariétale ou sagittaleavec les deux sutures occipito-pariétales; *a.* astérion, point d'union des sutures écailleuse, lamboïde et occipito-mastoïdienne; *b.* bregma, point de jonction des deux sutures coronales et de la suture sagittale.

Scissures.

f. 1. scissure frontale supérieure; *f.* 2. scissure frontale inférieure ou sourcilière; *f.* 3. scis- sure parallèle frontale; *f'.* 3. son tronçon inférieur; *s.* scissure de Sylvius; *s'.* sa branche horizontale; *s''.* sa branche verticale; R. scissure de Rolando; *i. p.* scissure interpariétale; *t.* 1. scissure temporale parallèle; *t.* 2. sillon temporo-sphénoïdal; *p.o.* scissure perpendiculaire externe; *o. s.* scissure occipitale supérieure; *o. i.* scissure occipitale inférieure; *o.* scissure occipitale transverse; *f. p.* encoche correspondant à la scissure fronto-pariétale interne.

Circonvolutions.

F. 1. première circonvolution frontale; F. 2. seconde circ. frontale; F. 3. troisième circ. frontale ou circonvolution de Broca; *p. a.* pli anastomotique des premières et secondes circonvolutions frontales; *r. e.* racine externe de la seconde circonvolution; F. A. quatrième circ. frontale ou frontale ascendante; P. A. circonvolution pariétale ascendante; P. 1. lobule pariétal supérieur; P. 2. lobule du pli courbe ou pariétal inférieur; P. C. pli courbe; R. A. P. C. racine antérieure du pli courbe; P'. 1. première circ. de passage pariéto-occipitale; P'. 2. Seconde circ. de passage pariéto-occipitale; R. P. P. C. racine postérieure du pli courbe; T. 1. première circ. temporale; T. 2. seconde circ. temporale; T. 3. troisième circ. temporale; *o.* 1. première circ. occipitale; *o.* 2. seconde circ. occipitale; *o.* 3. troisième circ. occipitale; U. cervelet; V. tente du cervelet.

O. DOIN Éditeur

Pl. XVIII

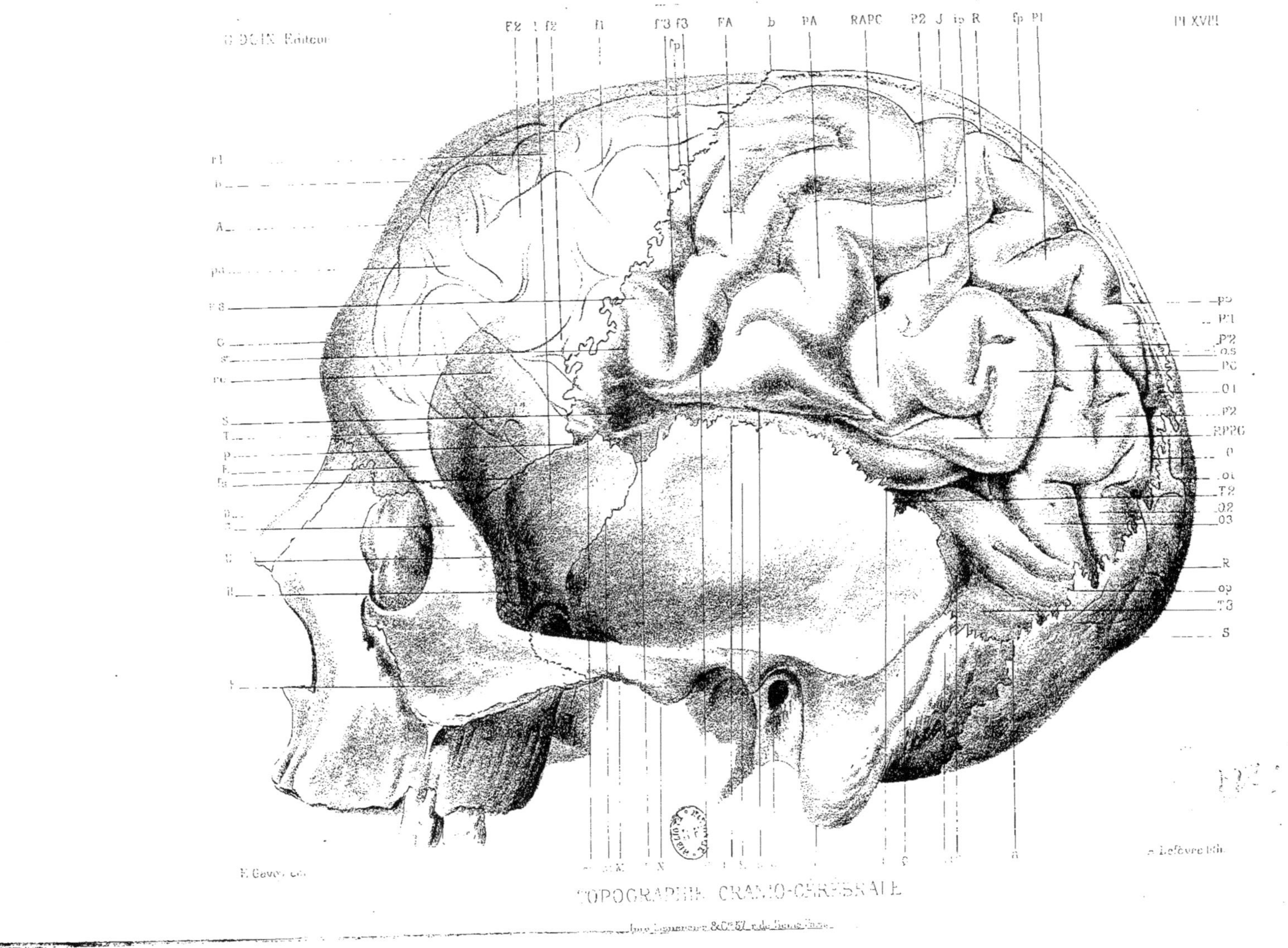

E. Gavoy del.

Lefèvre lith.

TOPOGRAPHIE CRANIO-CÉRÉBRALE

Imp. Lemercier & Cie 57 r. de Seine Paris

INDICATION DES PLANCHES

TABLE DES MATIÈRES

PARIS. — IMPRIMERIE ÉMILE MARTINET, RUE MIGNON, 2.

A LA MÊME LIBRAIRIE

Maladies du système nerveux. Leçons professées à la Faculté de médecine de Paris, par le professeur VULPIAN. Recueillies par le Dr Bourceret, ancien interne des hôpitaux. Revues par le professeur. Maladies de la moelle. 1 volume grand in-8, compacte, 1879. Prix.......................... 16 fr.

Maladies du système nerveux. Leçons professées à la Faculté de médecine de Paris, par le professeur VULPIAN. Deuxième volume : Maladies de la moelle (fin). Maladies du cerveau. Localisations cérébrales. 1 volume grand in-8, compacte, 1882. Prix..

Leçons sur l'action physiologique des substances toxiques et médicamenteuses, par le professeur VULPIAN. 1er fascicule : Considérations générales. — Jaborandi. — Curare. — 1 volume in-8, de 450 pages. Prix.. 8 fr.

Clinique médicale de l'hôpital de la Charité, par le professeur VULPIAN. Considérations cliniques et observations, par le Dr F. Raymond, médecin des hôpitaux. Revues par le professeur. 1 fort volume in-8, de 958 pages, 1879. Prix.. 14 fr.

Atlas des maladies des voies urinaires, par F. GUYON, professeur de pathologie externe à la Faculté de médecine de Paris, membre de l'Académie de médecine, chirurgien de l'hôpital Necker, et P. BAZY, chef de clinique chirurgicale à l'Hôtel-Dieu, membre de la Société anatomique et de la Société clinique. 2 volumes in-4, contenant 700 pages de texte et 100 planches chromolithographiques dessinées d'après nature et représentant les différentes affections des voies urinaires, la plupart de grandeur naturelle.

Les livraisons 1 et 2 sont en vente.

Prix de chaque livraison.. 12 fr. 50

Atlas d'anatomie pathologique de l'œil, par les professeurs H. PAGENSTECHER et C. GENTH, traduit de l'allemand par le Dr Parent, chef de clinique du Dr Galezowski, avec une préface de M. Galezowski. 1 fort volume grand in-4, contenant 34 planches sur cuivre, d'une splendide exécution, représentant en 267 dessins tous les différents cas d'anatomie pathologique des affections de l'œil. En regard de chaque planche se trouve le texte explicatif des dessins représentés. 1880. En carton.. 90 fr.

Relié sur onglets en maroquin rouge.. 100 fr.

Dictionnaire de thérapeutique, de matière médicale et de pharmacologie, de toxicologie et des eaux minérales, par M. DUJARDIN-BEAUMETZ, médecin de l'hôpital Saint-Antoine, membre de l'Académie de médecine et du Conseil d'hygiène et de salubrité de la Seine, etc., etc. 2 forts volumes petit in-4, à 2 colonnes de 1200 pages chacun, avec 1500 figures dans le texte.

Prix de chaque fascicule.. 5 fr.

Le premier fascicule est en vente. Il paraît trois fascicules par an. L'ouvrage sera complet en 12 fascicules.

Dictionnaire des sciences anthropologiques. Anatomie, crâniologie, archéologie préhistorique, ethnographie (mœurs, lois, arts, industrie), démographie, langues, religions. Publié sous la direction de MM. A. BERTILLON, COUDEREAU, A. HOVELACQUE, ISSAURAT, ANDRÉ LEFÈVRE, CHARLES LETOURNEAU, DE MORTILLET, THULIÉ et E. VÉRON.

Prix de chaque livraison.. 1 fr. 25

Les cinq premières livraisons sont en vente.

Leçons de clinique thérapeutique, par le Dr DUJARDIN-BEAUMETZ, médecin de l'hôpital Saint-Antoine, membre de l'Académie de médecine et du Conseil d'hygiène et de salubrité de la Seine. Professées à l'hôpital Saint-Antoine. Recueillies par le Dr Carpentier-Méricourt. Revues par l'auteur.

1re Série. Traitement des maladies du cœur et de l'aorte, de l'estomac et de l'intestin. 1 fort volume grand in-8, de 800 pages avec figures dans le texte et une planche en chromolithographie hors texte. 2e édition, 1880. Prix.. 16 fr.

2e Série. 1er Fascicule : Traitement des maladies du foie et des reins. 1 volume grand in-8, de 250 pages, 1881. Prix.. 5 fr.

2e Fascicule : Traitement des maladies du poumon. 1 volume grand in-8, de 320 pages, avec 2 planches chromolithographiques hors texte. 1882. Prix............ 7 fr.

3e Fascicule : Qui complètera la 2e série, paraîtra le 1er avril 1882, il comprendra le traitement des maladies de la lèvre, du larynx et du pharinx. 1 vol. gr. in-8e de 200 p. 4 fr.

Traité théorique et pratique des maladies de la peau, par le Dr J. B. HILLAIRET, membre de l'Académie de médecine, médecin de l'hôpital Saint-Louis. 1 fort volume grand in-8, de 800 pages, avec 150 figures dans le texte et 20 planches en couleurs hors texte, représentant, d'après nature, les différentes affections de la peau observées à l'hôpital Saint-Louis, par l'auteur. Le premier fascicule qui est en vente forme 1 volume grand in-8°, de 230 pages avec figures. Prix.......... 5 fr.

Le 2e fascicule paraîtra en avril 1882.

Traité clinique des maladies de l'enfance, par le Dr CADET DE GASSICOURT, médecin de l'hôpital Sainte-Eugénie.

Tome 1er : Affections du poumon et de la plèvre. 1 volume grand in-8, de 500 pages, avec 76 figures dans le texte, 1880. Prix.. 11 fr.

Tome 2e : Affections du cœur; rhumatisme; chorée; coqueluche; oreillons; rougeole; varicelle; scarlatine; fièvre typhoïde. 1 volume grand in-8, de 620 pages, avec 90 figures dans le texte, 1882. Prix.. 13 fr.

PARIS. — IMPRIMERIE ÉMILE MARTINET, RUE MIGNON, 2.

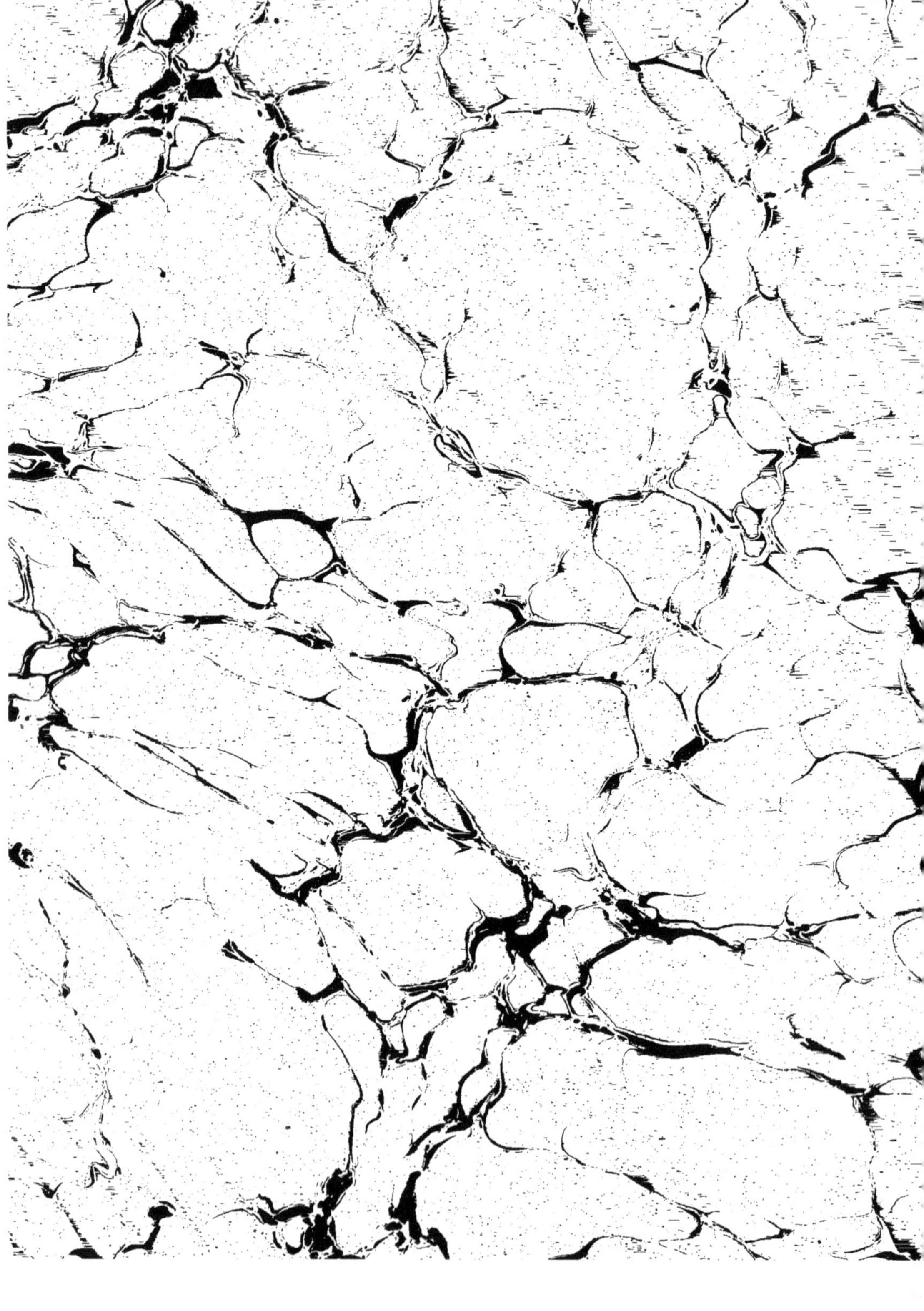

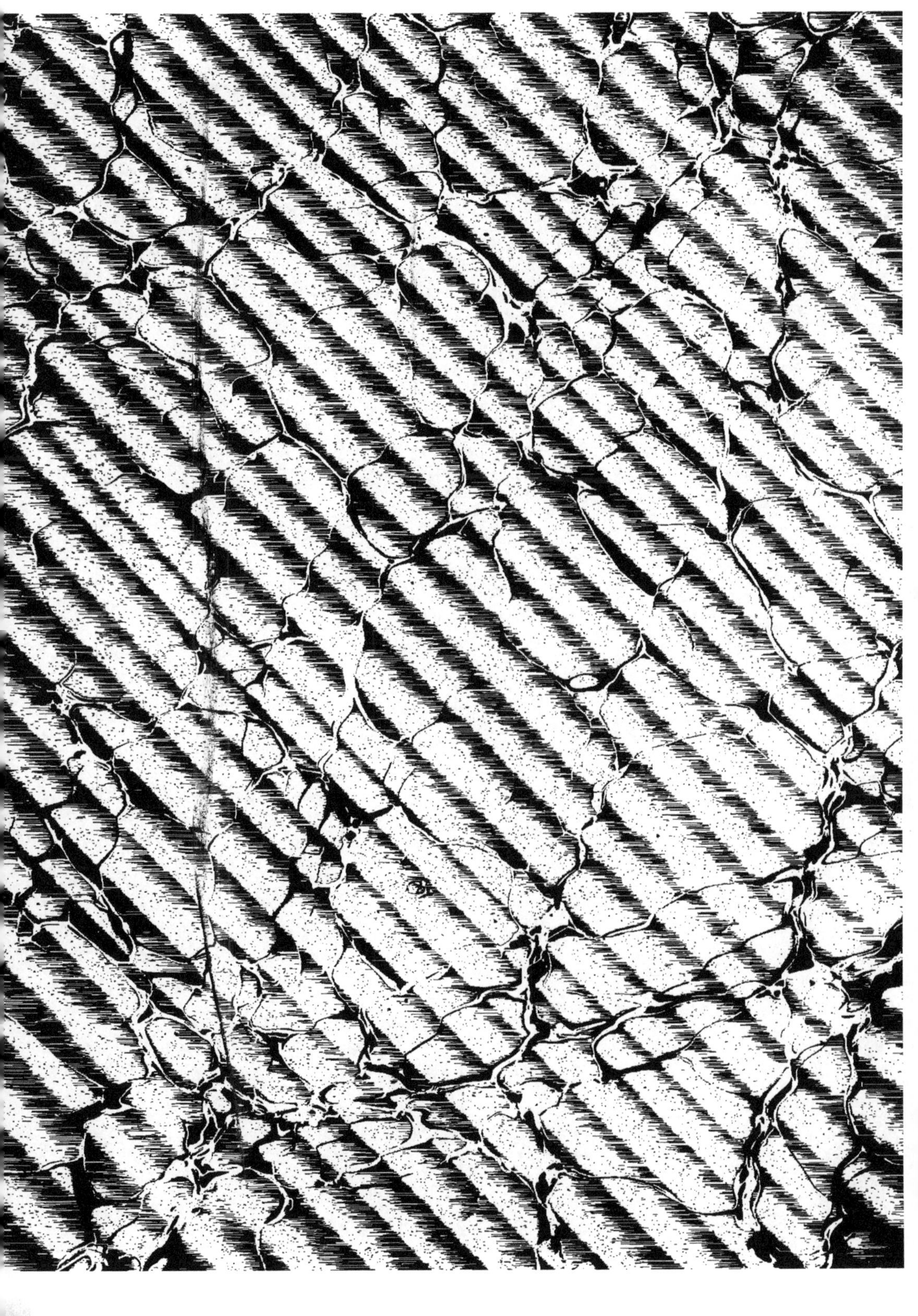

www.ingramcontent.com/pod-product-compliance
Ingram Content Group UK Ltd.
Pitfield, Milton Keynes, MK11 3LW, UK
UKHW022041190726
13855UKWH00002B/380